编写说明

北京中医药文化资源是指在中医药发展历史长河中不断沉淀而逐渐形成的具有北京特色的医药文化资源。其中以宫廷为中心的太医院与御药房，及其产生的御医与配方文化，以及供奉御药的老字号药行文化，还有民国时期的国医学院及京城四大名医等在全国都是宝贵的医药资源，这些医药文化资源共同形成了北京特有的燕京医学体系。

为落实国务院《中医药发展战略规划纲要（2016—2030年）》《北京市人民政府关于支持中医药振兴发展的意见》要求，切实发挥中医药文化助推首都文化中心建设的作用，北京市中医管理局于2019年正式发布《北京中医药文化资源调查实施方案》，在全国率先启动了省域范围内的中医药文化资源调查工作，本项目受2020年度北京中医药文化资源调查专题项目——明代御医所著医学文献传承考略、北京市中医药科技发展资金项目——1949年以前燕京地区中医医籍考略、中国中医科学院优秀青年科技人才（传承类）培养专项——1949年以前燕京地区中医医学人物考略、中国中医科学院科技创新工程重大攻关项目——燕京地区中医药文化传承发展脉络研究四个项目支持，旨在挖掘明代御医群体传承发展特色与规律。

上起先秦，下至明清，都有专为皇家服务的医师群体。由于服务对象为皇亲贵族和王公大臣这一类特殊的人群，御医群体成为我国古代医者中一个特殊的存在，他们往往医术高超，是众多医家中的佼佼者。而在历朝历代中，明代尤为瞩目。为满足皇家的卫生保健需要和加强医事管理，明代在北京、南京两地都设立了太医院，形成了以太医院为核心的医药管理体系，拥有庞大的医疗保障队伍。此外，印刷术的繁荣，也为医家著书立说创造了条件，御医所著的医学文献是我们传承发展中医药不可或缺的宝贵财富。

借助《中医人物词典》《中医人名大辞典》《中国中医古籍总目》等工具书，考察明代御医人物及其所著医学文献的存佚、类别等情况，经初步统计得知，明代御医群体当中有九十七位医家所著医学文献二百一十六种（见表1），存世九十六种，未见流传一百二十种（见表2）。

本书进一步对明代御医所著医学文献的内容进行梳理研究，在梳理过程中，部分未被 2007 年出版的《中国中医古籍总目》等常用目录书载入的文献亦被发现。现依据《中国中医古籍总目》对中医文献的分类方法，将存世的明代御医所著医学文献分为医经文献、基础理论文献、伤寒金匮文献、本草文献、方书文献、诊法文献、针灸推拿文献、医案医话医论文献、医史文献、综合性著作、临证各科文献、养生文献十二类，采用图文并茂的方式，配以部分古籍书影，成书年代主要参考 2007 年出版的《中国中医古籍总目》，向读者介绍九十二种整理的明代御医医学文献的内容，适合中医初学者、临床工作者、中医爱好者等阅读。

表 1　明代御医著作概况（按姓名拼音首字母排序）

姓名	著作数量（单位：种）	御医经历
程伊	4	淮府良医
戴思恭	5	迪功郎八品御医
董宿	2	太医院院使
杜大章	1	太医院吏目
方贤	2	太医院院判
傅懋光	3	太医院院判
傅仁宇	1	南京太医院博士
葛林	1	太医院医官
葛哲	1	荆府良医副
龚廷贤	24	太医院御医
龚信	5	太医院医官
何其高	1	太医院御医
何全	1	太医院御医
何渊	2	太医院御医
华元化	1	太医院医官
黄京	1	王府医官

姓名	著作数量（单位：种）	御医经历
江道源	1	岷府良医
金孔贤	2	太医院吏目
金天巨	2	太医院院判
金义孙	1	内医院医官司直
金有奇	1	太医院吏目
李海	1	秦王府医官
李恒	1	选入太医院，任周府良医
李时珍	11	供职太医院
李无垢	1	南京太医院医士
李言闻	7	太医院吏目
凌云	3	太医院御医
刘伦	1	太医院御医
刘应泰	1	鲁王府侍医
刘溥	2	太医院吏目
刘浴德	1	太医院太医
娄子真	1	太医院御医
卢志	3	太医院院判
鲁守仁	1	太医院御医
鲁宗朝	1	太医院御医
陆彦功	1	太医院医官
吕夔	4	隶籍太医院

续表

姓名	著作数量（单位：种）	御医经历
吕应钟	2	太医院吏目
马莳	4	供职太医院
孟继孔	2	隶籍太医院
濮镛	1	良医副
钱宏	1	太医院医士
全循义	1	太医院医官
沈绎	2	太医院院使
沈自明	1	太医院御医
盛寅	3	太医院御医
童文	1	太医院医士
万宁	1	入宫听用
汪宧	4	太医院吏目
王大德	1	太医院医官
王国光	1	太医院医官
王金	2	太医院御医
王九达	1	供职太医院
王良明	2	太医院御医
王履	5	秦府良医正
王琪	1	太医院医官
王休	3	太医院吏目
王玉	1	隶籍太医院

姓名	著作数量（单位：种）	御医经历
王章祖	1	授医官
翁晋	1	太医院院判
吴嘉言	3	太医院吏目
吴讷	1	太医院医士
吴绶	1	太医院院判
夏英	1	太医院医士
萧昂	1	太医院御医
萧九贤	2	太医院吏目
徐彪	3	御医
徐春甫	7	太医院医官
徐枢	3	太医院御医
许敬	1	太医院御医
许绅	1	太医院御医
薛己	26	太医院御医
薛铠	1	任职太医院
严元	1	太医院御医
严治朝	1	太医院医官
杨继洲	1	太医院御医
杨文德	1	供职太医院
杨珣	6	供职太医院
姚默	1	太医院御医

姓名	著作数量（单位：种）	御医经历
叶文龄	3	太医院御医
阴有澜	3	太医院吏目
尤仲仁	1	太医院吏目
俞桥	2	太医院院判
张世华	1	太医院院判
张文远	1	太医院吏目
赵铨	1	太医令
赵文育	1	南京太医院医官
郑仁爱	1	太医院吏目
郑汝纬	1	太医院医官
郑之郊	2	太医院御医
周簜	1	太医院御医
周宏	1	太医院医士
周礼	3	迪功郎良医所良医正
周文采	3	兴王府良医副
朱儒	2	太医院院判
朱自华	1	太医院院判
庄应祺	1	太医院吏目

表2 未见流传的明代御医所著医学文献表
（首按姓名拼音首字母排序，次按著作拼音字母排序）

姓名	著作
程伊	《程氏医书六种》
戴思恭	《订正丹溪先生金匮钩玄》《类证用药》《本草摘抄》
方贤	《医论》
傅懋光	《医学集要经验良方》《医宗正脉》
葛林	《杏坞秘诀》
葛哲	《保婴方论》
龚廷贤	《内府秘传经验女科》《秘授眼科百效全书》《医学准绳》
何其高	《素问辨疑》
何全	《翠谷良方》
何渊	《内外证治大全》
华元化	《外科宗要》
黄京	《伤寒中和活旨》
江道源	《尊生世业》
金孔贤	《丹山心术》《经络发明》
金天巨	《医学圣阶》《医辨》
金有奇	《杏春斋诗》
李海	《千金宝要》
李恒	《周府袖珍方》
李时珍	《三焦客难》《命门考》《五脏图论》《濒湖医案》《濒湖集简方》《迈所馆医案》《白花蛇传》

续表

姓名	著作
李无垢	《本草经注》
李言闻	《四诊发明》《医学八脉法》《痘疹证治》《蕲艾传》《人参传》
凌云	《子午流注图说》《流注辨惑》
刘溥	《手足分配四时说》《广嗣全书》
刘浴德	《增补内经拾遗》
娄子真	《恤幼集》
卢志	《脉家典要》《增定医学纲目》《医学百问》
鲁宗朝	《保婴心法》
陆彦功	《伤寒论类证便览》
吕夔	《运气发挥》《经络详据》《脉理明辨》《治法捷要》
吕应钟	《葆元行览》《世效单方》
马莳	《难经正义》《脉诀正义》
孟继孔	《幼幼集》
濮镛	《杏庄集》
钱宏	《袖珍小儿方论》
沈绎	《医方集要》《平治活法》
沈自明	《伤寒》（注）
盛寅	《流光集》
童文	《拾遗方》
汪宦	《统属诊法》《证治要略》
王国光	《葆光集》

姓名	著作
王金	《诸品仙方》《养老新书》
王良明	《方脉指要》《太素脉按》
王履	《标题原病式》《伤寒立法考》《百病钩玄》《医韵统》
王琠	《怪症奇方》
王休	《诸方便览》《脉经解疑》《用药要诀》
王玉	《璞庵医案》
王章祖	《橘井元珠》
翁晋	《医宗指要》
吴嘉言	《针灸原枢》《医学统宗》
吴讷	《棠阴比事补编》
萧九贤	《外科启钥》《回生要义》
徐彪	《本草证治辨明》《论咳嗽分条》《伤寒纂例》
徐春甫	《螽斯广育》《内经要旨》《妇科心镜》《幼幼汇集》《痘疹泄秘》
徐枢	《脉诀辨明》《订正王叔和脉诀》《足蓙集》
许敬	《经验方》
许绅	《经验方》
严元	《袖珍方》
严治朝	《医家二要》
杨济时	《集验医方》《针灸秘要》
杨文德	《太素脉诀》
杨珣	《伤寒撮要》《针灸详说》

续表

姓名	著作
姚默	《家藏外科》
阴有澜	《稀痘方》
俞桥	《医学大原》
张世华	《医家名言》
张文远	《保生集要》
赵铨	《春风堂集》
赵文育	《亲验简效方》
郑仁爱	《秘诀方书》
郑汝纬	《外科宗要》
郑之郊	《医学发明》《本草辨疑》
周箎	《素问注》
周礼	《独得编》
朱儒	《立命玄龟》
朱自华	《医书简要》
邹希鲁	《橘泉方卷》

本书编委会

2022 年 8 月 1 日

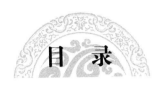

目　录

本草文献 ··· 016

方书文献 ··· 022

诊法文献 ··· 040

明代太医院制度略述

明代君主专制制度的加强，资本主义的萌芽出现，经济、政治的繁荣，促进了医学的进一步发展。在医政建设方面，除承袭前朝相关制度外，明代逐步形成以太医院为核心的医药管理、教育体系。

太医院是国家最高的医疗行政管理机构，由礼部管理和监督，以为皇权服务为目的，兼管地方医药事务、医学教育考试等。

1364 年，朱元璋仿照元代建制，在南京设医学提举司，负责国家医药行政事宜，后分别于 1366 年、1367 年，将医学提举司依次改称为太医监、太医院。

南京、北京均设有太医院，这是明代医政制度的一个特色。明成祖迁都北京后，于北京复设太医院，保留南京太医院，两地太医院人员设置大致相同，但南京太医院在规模及职能范围方面远不及北京，且接受北京太医院的领导。

与太医院相关的医药机构

御药房是太医院医药管理体系中的御用医药机构，为满足帝王的药弭需要而设，后改称为"圣济殿"。

太医院医药管理体系中的宫廷医药机构中，典药局负责与皇太子相关的医药事务，尚食局司药、安乐堂、月子房等是负责与后宫嫔妃相关的医药事务。

为保障各藩王的身体健康，在各王府亦设有良医所。

明代太医院在府、州、县还设有惠民药局，主要负责平民疾病的诊治、药物的储存和成药的销售。

太医院职官体系

明代太医院设有院使、院判、吏目、御医，其中院使、院判分别为太医院的正、副主官，执掌太医院大、小政务，吏目负责文书工作，御医为帝王、嫔妃、王公大臣等诊疗疾病。

太医院医生的来源

为更好地服务宫廷医疗，明代太医院有比较完善的选拔体系，被选入太医院的方式通常有四种：①医户人员子承父业；②地方或民间医生经过府、州、县保举，由太医院考核通过；③个人捐纳钱粮，可供职太医院；④由太医院培养的医学人才。

总而言之，明代以太医院为核心的医药体系，与前朝相比，在医学教育、官员任用、医生选拔考核等方面，有较大进步，从而涌现出一大批技术精湛、水平高超的医家。

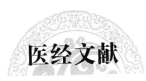

医经文献

医经文献是指中医学经典著作《黄帝内经》《黄帝八十一难经》以及与其相关的各种文献，包括校勘、注释、语译、发挥、集注、合编、专题研究、综合论述、教材、教参、工具书等各种著作。明清医家研究《内经》，以注释发挥等传统形式居多。注释发挥经典著作是历代医家治学的基本方法，而明清独盛。其中，曾任职太医院的医家马莳所著《黄帝内经素问注证发微》《黄帝内经灵枢注证发微》是两书最早的全注本，也是现存《灵枢》最早的全注本。

《黄帝内经灵枢注证发微》

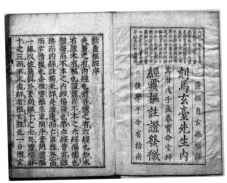

《黄帝内经灵枢注证发微》日本宽永五年（1628）
武村市兵卫刻本

著者： 马莳，字仲化，号元台，浙江会稽（今浙江绍兴）人，生活于明嘉靖、万历年间，曾任职太医院。

成书年代： 1586 年。据《中国医籍提要》中记载，该书刊于 1580 年。

内容提要： 本书是我国第一部对《灵枢》进行全文注释的著作。马莳根据班固《汉书·艺文志》中对《黄帝内经》篇卷数目的记载，认为《灵枢》应是九卷，并对《灵枢》的篇卷重新编次。《黄帝内经灵枢注证发微》全书共九卷，每卷之下又列文九篇。卷下每篇先概述本篇大意，然后附《灵枢》原文，再对其注释，既有关于《灵枢》原文中字、词的训诂，又结合自己的临床经验，表达自己对经文的见解。书末附"补遗"两篇，即补《素问》所缺的"刺法论篇第七十二"和"本病论篇第七十三"。

马莳认为，《灵枢》是《黄帝内经》的篇名，《黄帝内经》是《灵枢》《素问》的总名，自唐代王冰注《素问》以来，注《素问》者多，注《灵枢》者少，且《灵枢》常与《针经》杂名，使后世医家多将其看作一部专论如何用针的著作，忽视其中关于营卫腧穴、经络病证等重要的中医基础理论。马莳指出，与《素问》相比，《灵枢》更是医家必读的经典，正如他在书中所言："岂知《素问》诸篇随问而答，头绪颇多，入径殊少，《灵枢》大体浑全，细目毕具，犹儒书之有《大学》，三纲八目，总言互发，真医家之指南，其功当先于《素问》也。"鉴于此，马莳对《灵枢》进行全文注释，遂著成《黄帝内经灵枢注证发微》一书。

《黄帝内经素问灵枢经合类》

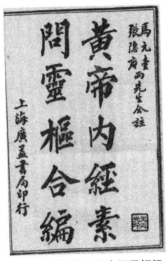

《黄帝内经素问灵枢经合类》上海广益书局印行

著者：王九达，字日逵，江西德安人，崇祯年间曾任职太医院。

成书年代：1628 年。

内容提要：本书是一部对《黄帝内经》篇卷编次并加以注释发挥的医经类著作，仿照张介宾《类经》以类相从的编次方法，根据《素问》《灵枢》篇目的主旨，将《黄帝内经》重新分为九类，如摄生类，包括《素问》中的《上古天真论》《四气调神大论》《生气通天论》《阴阳应象大论》，以及《灵枢》中的《本神》《天年》。全书九卷，依次为摄生、藏象、经度、运气、脉候、色诊、病能、论治、针刺，每类之下，先注《素问》，次注《灵枢》。

明代医家研究《内经》，以注释发挥等传统形式居多，不少相关著作应运而生。然而，如序中所言"注《素问》不一家多，纰漏艰晦"，又因《黄帝内经》作为中医学术的经典之作，因此著者有志于结合自己的临床经验，发挥己见，诠释《黄帝内经》经义。本书认为，《黄帝内经》中，《素问》《灵枢》各九卷，互为表里，色与脉、五行与五经相应，所以将《素问》《灵枢》中的篇卷合并后重新分类，加以注解，这应是书名中"合类"的含义。

《黄帝内经素问注证发微》

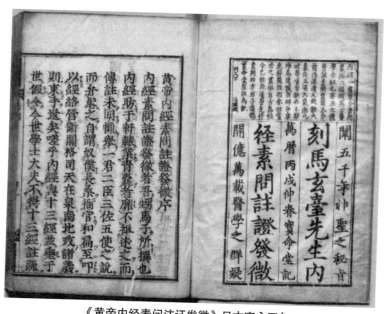

《黄帝内经素问注证发微》日本宽永五年
（1628）武村市兵卫刻本

著者：马莳，字仲化，号元台，浙江会稽（今浙江绍兴）人，生活于明嘉靖、万历年间，曾任职太医院。

成书年代：1586年。

内容提要：本书是一部对《素问》进行全文注释的著作。马莳根据班固《汉书·艺文志》中对《黄帝内经》篇卷数目的记载，恢复了《素问》九卷的编次形式。《黄帝内经素问注证发微》共九卷，每卷分九篇，卷下每篇先概述本篇大意，每一段《素问》原文后，附有马莳的注释。马莳对《素问》的部分见解，与以往不同，如关于"心满善气"的理解，王冰认为："气畜于上，故心满，下虚上盛，故气泄出。"而马莳认为善气即是善怒，注云："胆气有余故善气，《宣明五气篇》云：'胆为怒'，是也。"此外，由于马莳擅针灸，因此多从经络、刺法等方面发挥。

《素问》是《黄帝内经》的重要组成部分，历代医家都极其重视对《素问》的学习。在马莳看来，诸家注解虽多，鲜能阐发《素问》精微，并且编次形式多种多样，造成学者"不达作者之意，务蠡测而阐幽之义舛矣。"因此，马莳耗时三年，著成此书。

基础理论文献

　　明代是中医基础理论发展基本成型，理论趋于完善的时期。在现存明代御医所著医学文献中，《病机赋》是由叶文龄撰写的一本赋文，为叶氏的经验之谈，朗朗上口，语言洗练。《小易赋》是王履论述人体形成过程、脏腑经络功能的著作。

《病机赋》

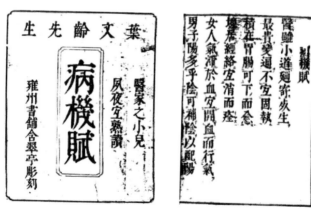

《病机赋》日本享保元年（1716）刻本

　　著者：叶文龄，字德征，号石峰，浙江仁和县（今浙江杭州）人，擅长诊脉，后被推荐至礼部，供职圣济殿，历任太医院吏目、太医院御医、太医院院判。

成书年代：1595 年。

内容提要：本书是一部关于中医药基础理论的著作，篇幅短小，全篇千余字，采用歌赋的形式，两两对仗，部分赋文下附有叶氏的注解，书不分篇卷，总结了叶文龄的临证诊疗经验。

书名虽曰"病机"，书的内容却较为广泛，不仅有病机，还涉及方药、诊断、治法、证候等多方面，如"脉究浮沉迟数滑涩之形，表里寒热虚实之应，阿阿嫩柳之和，弦钩毛石之顺。药用君臣佐使，脉分老幼肥瘦。药乃天地之精，药宜切病；脉者气血之表，脉贵有神。""外感风寒宜分经而解散，内伤饮食可调胃以消溶。"

《病机赋》由于其篇幅短小，朗朗上口，文字简洁明了，流传较广，故被多种著作引用。

《小易赋》

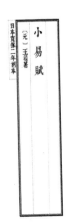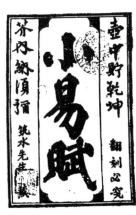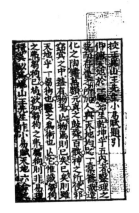

《小易赋》日本宽保二年（1742）刻本

著者：王履，字安道，号畸叟，又号奇翁、雨公，别署抱独老人，江苏昆山（今江苏苏州）人，明洪武四年（1371）任秦府良医正。

成书年代：明代初年。

内容提要：《小易赋》是一部论述人体形成过程、脏腑经络功能的著作，《中国中医古籍总目》中未见著录，未分卷，篇幅较小，约三千字，通篇采用歌赋的文体，明代医家杨珣的《针灸集书》曾引录此书中的内容。

伤寒金匮文献

　　伤寒金匮类文献主要是指经典著作《伤寒论》《金匮要略》及对其进行研究与注解的著作等，包括版本考证、校勘、注释、语译、专题发挥等。明清时期有关《伤寒论》的研究空前活跃，不仅著述增加到一百余种，学派纷呈，争鸣激烈，而且研究的内容也扩展到原文编次、以方类证、分经审证、按法类证等，如何更好地认识六经、治法、脉证、用方等《伤寒论》的一些关键问题上，对临床医家更好地学习和运用《伤寒论》有新的启发，其影响甚至远及国外。《伤寒论》《金匮要略》作为中医的经典之作，明代御医们对其也有一定研究。何渊对经方的加减颇有发明，著有《伤寒海底眼》。吴绶以经释论，注重运气学说，著有《伤寒蕴要全书》，广为流传。杨珣的《伤寒摘玄》载方二百余首，具有较高的临床使用价值。

《伤寒海底眼》

　　著者：何渊（1372—1432），字彦澄，号澄斋，堂号皆春。江苏丹徒县（今江苏镇江）人，明永乐五年（1407）

被征至京师，任太医院御医。

成书年代：1644 年。

内容提要：本书是一部对《伤寒论》经文旨意进行发挥的著作，分上下两卷，上卷按照太阳、阳明、少阳、太阴、少阴、厥阴的顺序，先单论各经致病、发病的机理，次论各经证治，下卷从六经传变的角度，论述了伤寒六经合病、并病、两感、越经、过经的相关理论，以及容易误治的伤寒类证、同证之间的辨析。此外，何渊还根据自己的临床经验，加减化裁经典名方，并仿照《伤寒论》方证治的体例，将各方统于伤寒六经辨证下，如"其脉浮紧有力，而无汗者为伤寒，乃伤寒于营，治宜发散寒邪，冬月麻黄汤，三时用羌活冲和汤、芎苏散以发表也。若脉浮缓无力，而自汗者为伤风，乃风伤于卫，治宜发散风邪，冬月桂枝汤，三时用加减冲和汤、神术汤，以实表也"。由于何渊正处于温病学派逐渐形成的时代，书中部分内容还涉及温热病的证治，如"至于冬时感寒，伏藏于肌肤，至仲春天气温暖，其伏寒与春温相并，则变而为温，曰温病；发于三月为晚发；至夏至以后，天道炎热，其伏寒随炎热而发，曰热病，热病比温病更加热也。温热二病，初起不恶寒，身即发热，头痛烦渴引饮，是其候也"。其"手经唯肺经受病最多"的论断，与叶天士的"温邪上受，首先犯肺"有相似之处。

《伤寒蕴要全书》

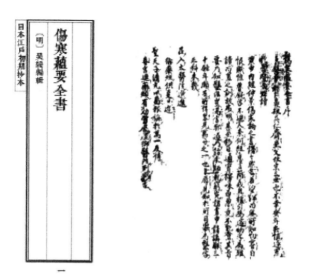

《伤寒蕴要全书》日本江户初期抄本

著者：吴绶，浙江钱塘县（今浙江杭州）人，后以名医之名征至京师，供职于御药院，侍奉太子，累迁至太医院院判。

成书年代：1504 年。

内容提要：本书是一部关于《伤寒论》的普及类著作。全书共四卷，每卷末附方药。卷一首为伤寒或问、五运起例诀、六气起例诀等关于运气学的相关论述，次为经络、伤寒脉法。卷二为论伤寒提纲之要、伤寒瘟热病说、辨伤寒伤风中寒等五十一篇。卷三为辨三阳经发热标本不同、伤寒表证发热例、伤寒表证恶寒例等二十八篇。卷四为辨阴阳二证例、阳证似阴例、阴证似阳例等六十篇。

吴绶出身于医学世家，早年丧父，及长方学医，始读《黄帝内经》《伤寒论》等医书时，自觉"懵懵然若望洋"，不易理解。此外，吴绶认为，《伤寒论》相关的著作虽然很多，但难以表达张仲景撰写《伤寒论》的旨意，反而会误导经验不足的医家，最终让患者丢失性命。因此，吴绶编著《伤寒蕴要全书》，搜集伤寒诸书中的精华，用《黄帝内经》的理论阐释《伤寒论》要法，以经解经，使医家能够更便捷地研究伤寒疾病的治法。《伤寒蕴要全书》尤其重视运气学说、经络理论、望诊、伤寒脉法在诊治伤寒疾病中发挥的作用，正如吴绶在书中所提到的："若不知天道岁气之理，而欲语治伤寒者，如无目夜行，复临深地危哉。""凡伤寒必识病在何经为主，其阴阳冷热可得而明也。"《伤寒蕴要全书》书成后，后世治伤寒者多引用此书，明代医家彭用光续编此书，著《潜溪续编伤寒蕴要》。

《伤寒摘玄》

著者：杨珣，字楚玉，号恒斋（一说字恒斋），陕西长安（今陕西西安）人，以名医之名被召入太医院，任武功县医学训科一职。

成书年代：1560 年。

内容提要：本书载序言，内容包括咳嗽、咳逆、恶风、恶寒、身病、头痛、无汗、自汗、寒热往来、似疟、喘、渴、霍乱、下痢、发黄、吐血、衄血、百合、腹痛、小便难、小便自利、胁痛、项强、风温、湿温、温毒、瘟疫、伤寒、妇科诸病等九十篇，药方共二百七十六首。

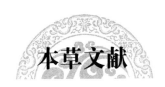

本草文献

　　本草是中医药宝库中的重要部分，早在战国时期的《山海经》中就记录了百余种中药，成书于秦汉时期的《神农本草经》是我国第一部药学专著，全面总结战国到东汉时期本草学的发展，也为后世本草学的发展奠定了基础。从《神农本草经》到《本草经集注》，从《新修本草》到《证类本草》，本草类文献的发展，经过代代相传，到明代取得了巨大成就。丰富而多样，所涉学术范围也很广泛。救荒和食物类本草在明清时期十分兴盛，药性歌括式的读物更是十分流行，这一特点在现存明代御医所著医学文献中也有体现。最为瞩目的是，曾供职太医院的李时珍的《本草纲目》，使本草学的发展进入了一个新的阶段。

　　为医家使用方便，明代初期出现一些简要类本草，内容比《证类本草》精炼，但又不像金元本草药味少到百余味，药效仅几句话。对金元本草中凡药理切合临床实用的，皆收入书中。

《本草纲目》

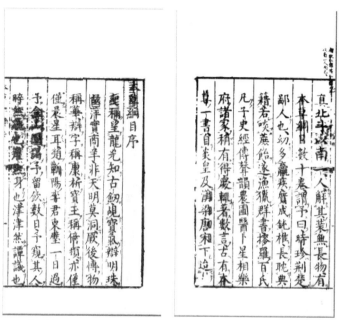

《本草纲目》明万历二十一年金陵胡承龙刻森立之批校本

著者：李时珍，又名可观，字东璧，号濒湖山人，湖北蕲州（今湖北蕲春）人，医名远扬四方，明嘉靖三十年（1551），楚恭王闻其名，聘为楚府奉祠正，掌良医所事。世子暴厥，时珍活之，楚恭王将其推荐于朝廷，李时珍遂入太医院任职。

成书年代：1578 年。

内容提要：本书是李时珍亲自到各地考察，参阅八百多种古籍，经过反复研究和临床实践，耗时三十余年编著而成的本草学巨著。全书约一百九十万字，共五十二卷，分为水、火、土、金石、草、谷、菜、果、木、器服、虫、鳞、介、禽、兽、人十六部，部下又有天水、地水、火、土、金、玉、石、卤石、山草、芳草等六十类，收载药物一千八百九十二种，每味药"标正名为纲，附释名为目"，附有集解、辨疑、正误，详细说明药物的土产形状、气味、主治，凡与该药相关的资料，大都收录，另附有医方、药图。

李时珍在研读历代本草典籍的过程中，发现其中有许多错讹之处，自言："古有本草一书，自炎黄及汉、梁、唐、宋，下迨国朝，注解群氏旧矣。第其中舛谬差讹遗漏不可枚数。"因此，李时珍决心编修本草著作，对明代以前历代本草学进行全面整理，《本草纲目》书中转引大量医籍，如《素问》《灵枢》《难经》《伤寒论》《金匮要略》《针灸甲乙经》《神农本草经》《名医别录》《雷公地炙论》《新修本草》《药性本草》《食疗本草》《本草拾遗》《开宝本草》《证类本草》《汤液本草》《救荒本草》等，间接保存了许多濒临亡佚的文献资料，因此，后世许多学者也将《本草纲目》视为一部探究中国医学发展源流的工具书。

《本草约言》

著者：薛己（1487—1559），字新甫，号立斋，江苏吴县（今江苏苏州）人。薛己的父亲薛铠为太医院医官，去世后，薛己袭补为太医院医士，之后历任太医院御医、太医院院判、太医院院使。

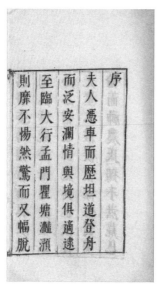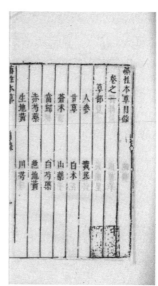

《本草约言》明刻本

成书年代： 1520年。

内容提要： 本书是薛己根据从医经历，收集较常用的药物、药用价值较高的食物，整理而成的一部本草学著作，共四卷。卷一、卷二为《药性本草》，分草、木、果、菜、米谷、金石、人、禽兽、虫鱼九部，共收药物二百八十五种。卷三、卷四为《食物本草》，分水、谷、菜、果、禽、兽、鱼、味八部，共收药（食）物三百九十一种。《本草约言》首先用较小篇幅概述中医、中药的基本理论，随后详细地介绍每一味药（食）物的性味、归经、功用、产地、形态以及自己的使用心得等，部分药物还附有其他医家的使用经验。

序中介绍了《本草约言》的撰写过程，"余得游息其间，积有年所，时就本草中辑其日用不可缺者分为两种，且别以类，志约也"。序后题有"古吴薛己立斋甫题"，通常认为薛己为《本草约言》的作者，近来，部分学者对此提出异议，特此说明。

《释药集韵》

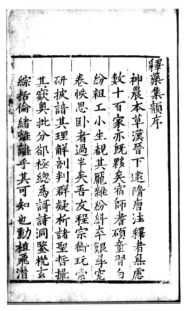

《释药集韵》明嘉靖年间刻本

著者： 程伊，字宗衡，号月溪，安徽歙县人，曾任淮府良医。

成书年代： 1547 年。《国家图书馆藏孤刻本中医古籍考察研究》认为，该书成书于 1554 年，但朱序稍晚于程序，或可推测《释药集韵》刻于 1561 年左右。

内容提要：本书共两卷，可分为两部分，一是对药物名称的解释；二是用歌诀的形式介绍药物的性味和功用。

程伊出生于医学世家，在他看来，《神农本草经》作为中医经典之一，是医家从事医疗实践活动必备、必知的中药学著作，然而，《神农本草经》卷帙浩大，内容庞杂，无论是初学者学习，还是医家日常翻阅查询，都极其不易。程伊对《神农本草经》中的内容剖析梳理，将药物的性味、功用、主治、相须相使等内容以七言歌诀的形式表达出来，如"沙参无毒苦甘寒，头腹疼除更养肝，血积惊烦寒热退，藜芦防己慎相干""远志性温兼味苦，主除咳逆定心惊，补中下气还通窍，犹令愚蒙智慧生"，最终，使《神农本草经》"童而熟之，壮而施之"。

方书文献

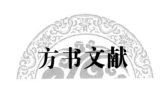

方书是历代中医文献的大宗。

明代现存的方书在汇集方剂的广度上、研究方剂的深度和种类上都远远超过了前代，这种特点在明代御医所著医学文献中亦有体现，在太医院任职的董宿、方贤著《太医院经验奇效良方》，载方七千余首。龚廷贤的《种杏仙方》是一部歌诀类的方书，集录简便验方而写成，书中按病证分为九十九门，每门首为歌诀。

《百病回春要紧真方》

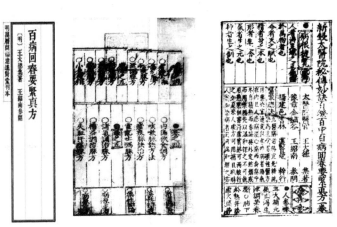

《百病回春要紧真方》明万历年间福建进贤堂刊本

　　著者： 本书由王大德、王绍南撰，其中王大德为太医院医官。

　　成书年代： 明代末年。

　　内容提要： 本书是一部综合性医学通俗读物，《中国中医古籍总目》中未见著录，全书共七卷。卷一是关于药性的入门知识，以歌诀的形式，记载了五十五味药物的功效主治。卷二是治病总诀。卷三到卷七是各类疾病的汇总，按照外感六淫病，内伤杂病，妇儿病进行排列，其中卷四下部分记录疾病的首选药物，妇人病用药，十剂等。卷六记载治法、望闻问切等相关内容。卷七是小儿病的相关内容。

　　《百病回春要紧真方》整体上可分为三部分，第一部分主要记录各个疾病的生理、脉学知识；第二部分包括"医家总决""药性赋""新增用药捷径赋""调脏腑药性"；第三部分是关于药的内容。书中收录方药较多，除记载现存仍然广泛使用的方剂，对于特色方剂也有涉猎。

《济世经验全方》

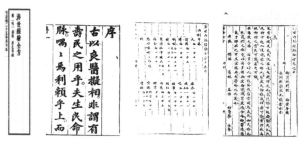

《济世经验全方》明嘉靖二十五年（1546）序刊本

著者：刘伦，字宗序，江苏长洲（今江苏苏州）人，明成化年间（1465—1487）任御医。

成书年代：1487年。

内容提要：本书是一部综合性方书，共三卷，集合了《济世内科经验全方》《济世女科经验全方》《济世幼科经验全方》《济世外科经验全方》四种方书。

《济世内科经验全方》又分四卷，首卷为脉诊、脉论等关于切脉方法的论述，内容主要摘自《王叔和脉诀》《诊家枢要》《脉赋》，除文字叙述外，还附有脉图，图文并茂。卷二至卷四为七十七类内科病的病因、症状以及治法，治疗方式除方药外，还有针、灸的方法。

《济世女科经验全方》认为，女科关系后裔绵延，极其重要，历代医家都比较重视，治疗女科疾病，以调经养血理气为先。该书辑录治疗女科疾病的经验方，包括经、带、胎、产、子嗣各类。

《济世幼科经验全方》由三部分组成，其一为《太白星君急救小儿济世经验全方》，主要介绍治疗小儿惊风病的推拿疗法，兼载有一些方药。其二为《秘传经验小儿科药方摘要》，是一些小儿病证的常用方，此外，还有小儿痘疹图谱。其三为《小儿痘疹方诀》，以歌诀的形式，介绍小儿痘疹的病因、病机、临床表现等，亦附有方药。

据《济世外科经验全方》序言，该部分为薛己汇集古方而成，书首为描述疾病部位的图像共十九幅，随后为七十条论述，讲解外科诸证的情况，载有医方三百余首，书末为一些调养保健方。

《经验全方》

著者： 薛己（1487—1559），字新甫，号立斋，江苏吴县（今江苏苏州）人。薛己的父亲薛铠为太医院医官，去世后，薛己袭补为太医院医士，之后历任太医院御医、太医院院判、太医院院使。

成书年代： 1529 年。

内容提要： 残卷。原四卷，仅存两卷。卷一为《济世幼科经验全方》，前半部主要阐述小儿痘疹的诊法、治法、转归及预后，其中小儿痘疹配有病态插图共六十幅，附治法及预后，并载五经诀、吉凶歌、赤痘诀、五言诗诀、七言诀等，易学好记；后半部为治疗痘疹的通用方共五十七首。卷二前半部为《济世小儿经验急救全方》，论述小儿惊风证治二十二种以及治疗方法十六类，又有小儿科摘要三十五首常用方剂；后半部为《济世女科经验全书》，分述经病方、崩漏方、带下方、胎前方、难产方、产后方、生育不便方、子嗣方，计有一百八十六首方剂。现存明刻本。

《救急神方》

著者： 龚廷贤，字子才，号云林，江西金溪县（今江西抚州）人，明嘉靖年间，尚书刘自强将龚廷贤推荐于朝庭，任太医院吏目，万历二十一年（1593）秋天，龚廷贤为鲁王宠妃张氏治疗鼓胀，获"医林状元"匾额。

成书年代： 1581 年。

内容提要： 不分卷，成书及刊年不详。书首有"增补灵捷医方"语，书末有"景长春注半济堂经验救急良方"字语，似为一书亦未可知。本书共收民间单、验方一百二十九首，便于人们日常生活中的应急取用。如治夜尿多方、治牛皮癣方、治鼻血不止方等。现存荣桂堂刊刻本。

《鲁府禁方》

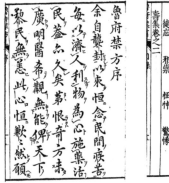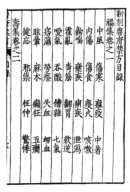

《鲁府禁方》日本庆安元年刻本

著者： 龚廷贤，字子才，号云林，江西金溪县（今江西抚州）人，明嘉靖年间，尚书刘自强将龚廷贤推荐于朝廷，任太医院吏目，万历二十一年（1593）秋天，龚廷贤为鲁王宠妃张氏治疗鼓胀，获"医林状元"匾额。

成书年代： 1594 年。

内容提要：本书为龚廷贤所著，鲁王捐资刊刻的一部方书，又名《鲁府秘方》，集录了鲁王府收藏的秘验方，分为福、寿、康、宁四卷，包括内、外、妇、儿各类病证一百余种，载有汤、丸、散、膏、丹各类方六百余首，组成、功用、炮制等一应俱全，书末为一些养生保健方法。《鲁府禁方》反映了王府内用药的特点，总结了龚廷贤部分临证经验。

《奇效良方》

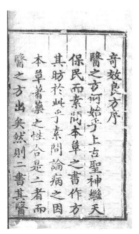

《奇效良方》明成化九年（癸巳）（1473）北京太医院刻本

著者： 董宿原辑，方贤续纂。董宿，浙江鄞县（今浙江宁波）人，正统年间任太医院院使。方贤，浙江归安县（今浙江湖州）人，任太医院院判，后为太医院院使。

成书年代： 1449 年。

内容提要： 本书全称《太医院经验奇效良方大全》，是一部载方七千余首的大型方书，全书共七十卷，分风、寒、暑、湿、燥、火、伤寒、疟等六十门，每门下又分有若干个病证，每个病证先论该病的病因、病机、症状，随后附方。

该书认为，《素问》论病因，《神农本草经》论药性，然后有医方。《伤寒杂病论》《备急千金要方》《难经》《脉诀》《诸病源候论》《太平惠民和剂局方》等诸书中，医方无数，浩瀚繁复，贮之则汗牛充栋，不便医家使用。太医董宿收集整理各家医方，斟酌损益后，著《奇效良方》，书未成而逝，太医方贤续补该书，重加订补，使《奇效良方》成为一部方便医家检索应用的方书。

《释方》

《释方》日本文化元年索须恒德抄本

著者： 程伊，字宗衡，号月溪，安徽歙县人，曾任淮府良医。

成书年代： 1547 年。

内容提要： 本书是一部详细解释医方方名的书，共四卷，下分四十五个门类，包括疮毒、牙齿、口舌、鼻塞、耳聋、眼目、咽喉、遗溺、脱肛、痔漏、诸血、疝气、癫痫、健忘、自汗、胀满、水肿、白浊、消渴、热淋、黄疸、脚气、胁腰、眩晕、心痛、头痛、痨瘵、诸虚、诸气、喘急、痰气、咳嗽、脾胃、翻胃、呕吐、霍乱、泄泻、痢疾、火、疟疾、燥结、湿证、伤暑、伤寒、中风等内、外、五官各科病证，各门类下载有医方，先解释方名，如"大醒风汤，醒，醉除也，汤，荡也。中风昏迷不省人事，药到病除，如醉复醒也，言大则有小者矣"，接着用歌诀的形式介绍该方的组成、服用方法等，"南星独活同全蝎，附子防风甘草逢。每服四钱姜十片，管交一饮大醒风"。

程伊回顾自己的学医经历，认为神农氏所传七方十剂之制，由于《金匮要略》《千金方》等引用而收载方剂众多，学者不易掌握，并且医者应通晓医方的名义，从而结合自己的临床经验，探索医方方名的含义，著成《释方》一书。

《试效神圣保命方》

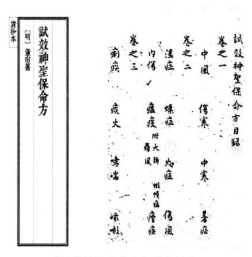

《试效神圣保命方》清代抄本

著者：董宿，浙江鄞县（今浙江宁波）人，正统年间任太医院院使。

成书年代：明代初年。

内容提要：本书是董宿收集整理各家名方而成的一部医著，《中国中医古籍总目》中未见著录，共十卷。书的正文前先是《杂录总要》，以歌诀的形式概述经络、运气、诊断、药性等，如"不论十二经络，开口动手便错。不通五运六气，检遍方书何济。"正文十卷，将内、外、妇、儿、五官各科病证分为六十六个门类，详述病因病机、临床表现、治法、方药。

据《奇效良方》序："太医院使会稽董宿，尝集诸家之方，类为一帙，未及成书而逝。"董宿逝世后，太医院医官方贤在《试效神圣保命方》的基础上，进一步扩充，著成《奇效良方》。

《五福全书》

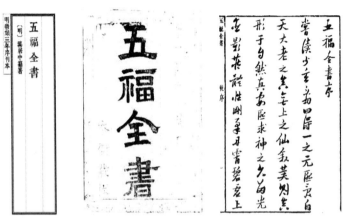

《五福全书》明崇祯三年序刊本

著者：龚居中，字应园，又作应圆，号如虚子，江西金溪县（今江西抚州）人，曾任太医院院使。

成书年代：明代末年。

内容提要：本书是一部与道家、仙家养生疗养理论有关的医书，《中国中医古籍总目》中未见著录，分五福六卷。卷一为《修真要图》，以图画的形式展现道家养生功法，如无极图、太极涵一图、周天火候图、玄牝图等。卷二为《修真至说》，主要论述修炼功法。卷三为《修真秘诀》，更具体讲述各功法的修炼方式，包括动作、呼吸、冥想等。卷四为《修真金丹》，主要介绍一些修炼所用的丹药方。卷五为《修真种玉》，论述房中术。卷末附有调养医方二十余首。最后为《食物宜忌》两卷，将食物分为水、谷、菜、果、兽、禽、鱼、味八种，论述其养生疗养功效，此外，还附有"妊妇食物所忌"。

龚居中初攻举子业，善病，后转而学习修仙之术，《五福全书》是龚居中将访道寻仙所得搜集整理而成的一部书，书中关于养生的内容可供借鉴。

《袖珍方》

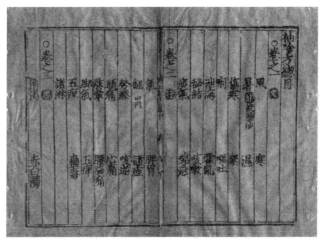

《袖珍方》明弘治十八年（1505）
集贤书堂覆刊洪武二十三年周府本

著者：李恒，字伯常，安徽庐州（今安徽合肥）人，明洪武（1368—1398）初年，被选入太医院，任周府良医。

成书年代：1390 年。

内容提要：本书是一部供普通民众使用的方书。洪武二十三年（1390），周王朱橚擅自离开开封，到凤阳老家，因此被贬云南。朱橚见云南当地百姓因缺医少药、迷信鬼神而丧命，心生惋惜，遂令李恒撰写《袖珍方》供百姓使用，可以对证用药。《袖珍方》共四卷，载有方剂三千余首，分为八十一门，包括内、外、妇、儿、五官各科疾病，先概述各门类病证的病因病机，随后附方，每个医方均标明出处、主治、组成、煎服方法，书名虽为"袖珍"，但内容极其丰富。

《云林神彀》

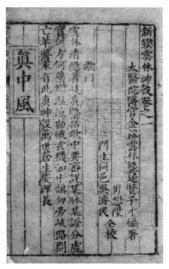

《云林神彀》明代末年本立堂校刻本

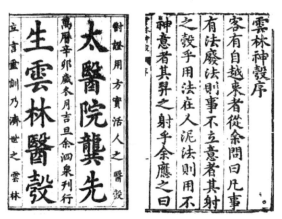

《云林神彀》明万历十九年（1591）余泗泉刊本

著者：龚廷贤，字子才，号云林，江西金溪县（今江西抚州）人，明嘉靖年间，尚书刘自强将龚廷贤推荐于朝廷，任太医院吏目，万历二十一年（1593）秋天，龚廷贤为鲁王宠妃张氏治疗鼓胀，获"医林状元"匾额。

成书年代：1581 年。《明代"医林状元"龚廷贤医著考证》认为《云林神彀》刊于 1591 年。

内容提要：《云林神彀》是一部综合性方书，共四卷，下分一百四十六门，包括各类病证，尤以内科病证为主，且多以歌诀的形式，介绍各病证的辨证论治。

龚廷贤认为，医者切脉察色，听声审形，对病证的判断要与患者的临床表现相吻合，随后处方才能准确，须臾之间，如张弓射箭，一击必中，故书名《云林神彀》。书中除了龚廷贤长期从医的心得体会外，还有许多内府秘方。

《医方选要》

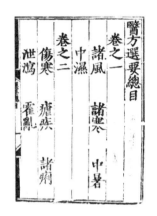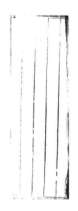

《医方选要》明嘉靖二十三年（1544）礼部刊本

著者：周文采，江苏吴县（今江苏苏州）人，明弘治年间（1488—1505）任兴献王（朱佑杬）府良医副臣，后被荐入太医院，任太医院院判。

成书年代：1495 年。

内容提要：本书是周文采收集整理的一部方书，共十卷，分四十五门，收录内、外、妇、儿、五官各科病证的医方一千一百五十一首，以病统方，先概述各病证的病因、病机、证候、治法等，继列诸方，详述医方的功用、组成、炮制、煎服方法。

周文采出身于医学世家，朱佑杬受封兴献王后，令周氏从《备急千金要方》《外台秘要》《太平惠民和剂局方》《小儿药证直诀》《妇人良方大全》等方书中，精选简明有效者，编集成《医方选要》，此外，还有部分周文采个人的经验方。书成后，广为流传，多次梓行。

《增补医贯奇方》

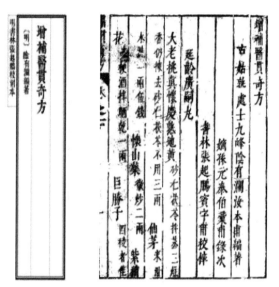

《增补医贯奇方》明代书林张起鹏校刻本

著者：阴有澜，号九峰，浙江太平县（今浙江温岭）人，曾任太医院吏目。

成书年代：1644 年。

内容提要：本书是一部方书著作，未分卷，医方未分类，广泛涉及不孕、中风、难产、胎动不安、月经不调、须发早白、发背、痔漏、血痢、痞、梦遗等病证四十余种。

不同于一般方书中以病统方，《增补医贯奇方》以方统证，各医方详细说明组成、炮制、适用疾病、加减，部分方剂还有著者对医方特点、疗效的评论。

《秘传证治要诀及其类方》

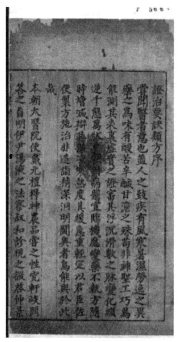

《证治要诀类方》明万历年间王肯堂重校刻本

著者：戴思恭，字元礼，号肃斋，一作复庵，浙江浦江县（今浙江金华）人，师从朱丹溪，洪武十九年（1386），明太祖患瘕聚，御医石逵推荐戴思恭诊治，诊疗有功，戴思恭被授予太医院御医一职。

成书年代：1405 年。

内容提要：《秘传证治要诀及其类方》是一部记录内科杂病的方书，共十六卷，分为两部分，第一部分为《秘传证治要诀》十二卷，第二部分为《证治要诀类方》四卷。

其中，《秘佳证治要诀》分诸中、诸伤、诸气、诸血、诸痛、诸嗽、诸热、大小腑、虚损、拾遗、疮毒、妇人十二门，每门各病证详细论述病因病机、临床表现以及治法。《证治要决类方》中的方剂对应《秘传证治要诀》中的各病证，包含组成、主治、煎服方法。要诀中的各门，分类处方，用药则随病加减，剂型又分汤、饮、丸、散、膏、丹六种，收载四百余方。

《秘传证治要诀及其类方》反映了戴元礼的学术特点，学界对其评价较高，称："味其论断，出新意于法度之中，推测病源，著奇见于理趣之极。"

近来有学者认为《秘传证治要诀及类方》非戴思恭所著，特此注明。

《种杏仙方》

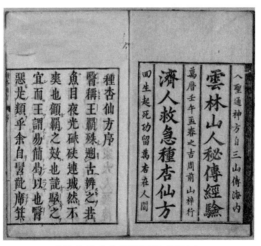

《种杏仙方》明万历年间刊本

著者：龚廷贤，字子才，号云林，江西金溪县（今江西抚州）人，明嘉靖年间，尚书刘自强将龚廷贤推荐于朝廷，任太医院吏目，万历二十一年（1593）秋天，龚廷贤为鲁王宠妃张氏治疗鼓胀，获"医林状元"匾额。

成书年代：1581 年。

内容提要：本书是一部单、验、秘方医书，共四卷，下分九十九门，包括中风、瘟疫、失血、出汗、经闭、崩漏、金疮、破伤风等在内的内、外、妇、儿各科病证，各病证用七言律诗形式描述病因、病机、临床表现、证候类型、治法，随后附有医方，医方组成多为几味常用易得的药物或食物。

龚廷贤出身于医学世家，长期的从医经历，让他逐渐认识到单、验、秘方的重要作用，故荟萃群书，著成本书。书中所收录的多是龚廷贤认为简便验廉、平和实用的医方。书名"种杏"，源于三国时期医家董奉不收取患者报酬的典故，借此表达病患之人依该书服用医方后即可痊愈。

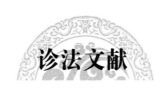

诊法文献

中医诊断学，是历代医家临床诊病经验的积累，理论和方法起源很早。公元前5世纪著名医家扁鹊就以"切脉、望色、听声、写（犹审）形"等为人诊病。

明清时期，对四诊和辨证的研究，取得了一系列成就。四诊的研究，以脉诊和舌诊的发展尤为突出。例如，明代伟大的医药学家、御医李时珍，著《濒湖脉学》，摘取诸家脉学精华，详分二十七种脉，编成歌诀，便于诵习。

诊法通论

《诊断治要》

著者：龚廷贤，字子才，号云林，江西金溪县（今江西抚州）人，明嘉靖年间，尚书刘自强将龚廷贤推荐于朝廷，任太医院吏目，万历二十一年（1593）秋天，龚廷贤为鲁王宠妃张氏治疗鼓胀，获"医林状元"匾额。

成书年代：1581年。

内容提要：不分卷。手抄本，本书残缺无目录，内容为经脉歌、奇经八脉循行及穴名、寸关尺三部脉主病、五运六气为病以及二十余种内科杂病病证，每证均有治疗方药。

其内容可分八个方面：一为手太阴经脉歌、手阳明经脉歌等十二经脉歌；二为奇经八脉循行及穴名；三为寸关尺三部脉主病论；四为五脏脉见风虚之病；五为客气司天在泉间气歌；六为五运六气客运太过为病歌；七为金镜诀；八为中风、肝风、虚劳、吐血、遗精、自汗盗汗、肿胀、噎嗝、呕吐、喘、温热、暑气、枯燥、痰饮、不寐、三消、疟疾、泄泻、下痢、便血、脱肛、痉厥、癫痫、疝气、肩臂痛、淋带等二十余种内科杂病病证，每证均有治疗方药。现存抄本，藏于云南省图书馆。

脉诀

《四言举要》

著者： 李言闻删补。崔真人，南宋医学家，名嘉彦，字子虚，甘肃成纪（今甘肃天水）人。李言闻，字子郁，号月池，湖北蕲州（今湖北蕲春）人，曾任太医院吏目。

成书年代： 1515 年。

内容提要：《四言举要》，又称《脉诀》《四言脉诀》，为崔真人所著脉学专书，明代后期，该书经李言闻删补后，更名为《四言举要》。《四言举要》以《难经》中浮、沉、迟、数四脉为纲，以风、气、热、冷为主病，辨别脉的轻清重浊，重视脉的寸、关、尺三部，将《脉经》的二十四脉统属于下。全书皆以四言歌诀的形式，论述脉象的形成、脉诊的部位、奇经八脉、真脏脉等，兼述脉象对应的临床表现。

《四言脉诀》经李言闻删补，改为《四言举要》后，附刊于《本草纲目》文末，因此广为流传，以至于《四言举要》出，而《四言脉诀》隐。

诸家脉学

《濒湖脉学》

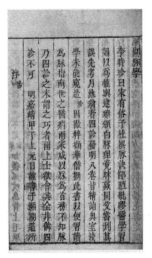

《濒湖脉学》明代刊本

著者：李时珍，又名可观，字东璧，号濒湖山人，湖北蕲州（今湖北蕲春）人，医名远扬四方，明嘉靖三十年（1551），楚恭王闻其名，聘为楚府奉祠正，掌良医所事。

世子暴厥，时珍活之，楚恭王将其推荐于朝廷，李时珍遂入太医院任职。

成书年代：1564 年。

内容提要：《濒湖脉学》是李时珍采撷《内经》《脉经》《四诊发明》等书中的精华，再结合个人经验撰写的一部脉学专著，分为两部分，第一部分叙述二十七种脉象的脉形、主治病证，是在《脉经》的基础上增加了"长""短""牢"三种脉。第二部分引述父亲李言闻删补的宋代脉学专著。

由于该书以歌诀形式写成，便于记诵，故深受历代医家的欢迎，流传甚广。

《脉荟》

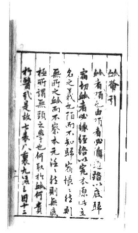

《脉荟》明嘉靖年间刻本

著者： 程伊，字宗衡，号月溪，安徽歙县人，曾任淮府良医。

成书年代： 1547 年。

内容提要： 本书是一部脉学专著，分上下两卷，卷前有引言一篇，序言两篇。上卷论述的二十九种脉的脉象、主病，即浮、芤、滑、实、弦、紧、洪、微、沉、缓、涩、迟、伏、沟、弱、长、短、虚、促、结、代、牢、动、细、大、小、数、散、革。二十九脉之后，还论述了死脉、三部脉、五脏脉、九候脉。下卷介绍了诊脉方法，引述了《黄帝内经》等著作中关于脉学的相关理论。

程伊认为，医家熟练运用脉诊极其重要，脉象是身体状态的反映，不知脉则不知病，不知病则不能对证下药，因此，将涉及脉诊的一些重要内容，编著成书。

《脉诀考证》

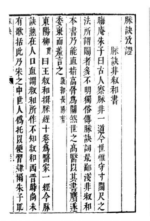

《脉诀考证》(见《濒湖脉学奇经八脉考脉诀考证》)

著者：李时珍，又名可观，字东璧，号濒湖山人，湖北蕲州（今湖北蕲春）人，医名远扬四方，明嘉靖三十年（1551），楚恭王闻其名，聘为楚府奉祠正，掌良医所事。世子暴厥，时珍活之，楚恭王将其推荐于朝廷，李时珍遂入太医院任职。

成书年代：1564 年。

内容提要：不分卷。成书于明嘉靖四十三年（1564）。李氏认为《脉经》乃宋人伪托。在"七表八里九道之非"一节中指出，病脉可分为二十七脉，而不止于七表八里九道二十四脉。在"脏腑部位"中提出，两手六脉皆肺之经脉，亦可候五脏六腑之气。文中所论，除对《脉经》中部分内容提出异议外，亦可解决脉学中某些存疑问题。

现存版本《濒湖脉学奇经八脉考脉诀考证》《本草纲目附录》《莫氏锦囊十二种》《本草品汇精要》《脉学本草医方全书》等。

《脉理集要》

著者：汪宦，字子良，号心谷，安徽祁门县（今安徽黄山）人，明隆庆年间（1567—1572），以医客居京师，被授予太医院吏目。

成书年代：1572 年。

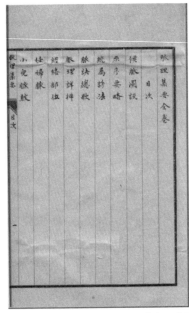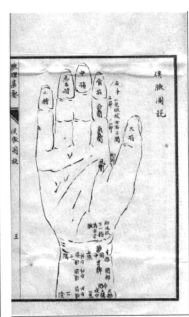

《脉理集要》明抄本

提要：本书是一部脉学专著，不分卷，有脉诀总歌、脉理详辨、经络部位、妊妇脉、小儿脉纹、小儿脉候、脉会、脉位等三十余篇论述，详细介绍了诊脉的方法、各种脉象的主病等内容。

汪宦初从兄习举子业，后改学医，从医多年，认为脉诊是医家必备的技能，然而，病见于脉，寸尺之间，细微的差别所反映的生理病理状态都大不一样，脉理精微，初学医者实难掌握。因此，汪宦集脉理之精详，参先哲之至言，著《脉理集要》一书，以启后学。

《医萃》

《医萃》栖芬室藏本

著者：萧昂，字士颢，号正斋道人，又号兰谷道人，浙江钱塘（今浙江杭州）人，明弘治末年（1488—1505），以名医之名被征入太医院，后升为御医。

成书年代：1501 年。

内容提要：《医萃》为一部脉诊专著，不分卷，有保命颐生崇道铭、色脉铭、脉理精微篇、寸关尺三部诊候主病左右阴阳气血脉解篇、诊脉节要治理篇、玄奥篇等十八篇，详细介绍诊脉的原理、方法、各种脉象的主病、相似脉的鉴别，并有专篇阐述妇人脉。

萧昂初师从周崇善，先生中道而逝，萧昂遂遍涉江湖，求访名士，自觉收获不多，便潜心研究历代医家著作，似有所得。萧昂认为，部分医家不够重视脉诊的重要性，于是摒弃诸家异论，著成《医萃》一书，阐发脉理精微。

《医萃》一书流传较广，明代书目中多有著录。

《诊脉捷法》

著者：周文采，江苏吴县（今江苏苏州）人，明弘治年间（1488—1505）任兴献王（朱佑杬）府良医副臣，后被荐入太医院，任太医院院判。

成书年代：1498 年。

内容提要：本书载述脉学大要、七表脉体主病、八里脉体主病、九道脉形体主病、怪脉七种形体主病、怪脉总歌、五脏动止脉、诊诸病生死脉法、诊妇人脉候、诊小儿脉候、左右手诊脉歌、诊急病歌、形症相似歌、诊四时病五行相克脉等。附有脉形简图多幅。

针灸推拿文献

　　针灸学在明代受到重视并有所发展，明代的针灸学著作数量多于前代，其特点为：①多数主要是摘录前人的针灸学论述汇集成书；②书中内容多是以歌赋形式表述。御医杨继洲对16世纪以前的针灸文献进行辑录，结合自己的心得经验编著成《针灸大成》，是一部在针灸界影响极大的著作。推拿按摩在明代的发展有三点突出之处：①文献上开始用"推拿"名称代表按摩术，并出现了以推拿命名的专著；②推拿按摩的手法更加多种多样；③按摩术不仅在成年人使用，而且推广到小儿多种疾病治疗。龚廷贤编著的《小儿推拿秘旨》是我国医学史上最早的一部儿科推拿专著。

针灸通论

《卫生针灸玄机秘要》

　　著者： 杨继洲，又名济时，浙江三衢（今浙江衢州）人，历任世宗侍医、太医院医官等职。

　　成书年代： 1601年。

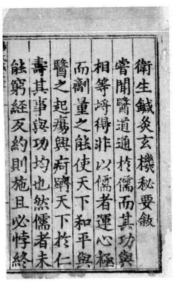

《卫生针灸玄机秘要》明万历二十九年（1601）刻本

内容提要：本书又名《针灸大全》，是杨继洲对家传《卫生针灸玄机秘要》一书的整理扩充，全书共十卷。卷一论述了针灸的发展源流，引录了《黄帝内经》《难经》中关于针灸的部分内容。卷二、卷三引录了《医经小学》《针灸聚英》等书中的内容，还载有杨氏家传的针灸歌诀。卷四主要对针灸的补泻手法做了介绍。卷五、卷六、卷七阐述了井、荥、输、经、合、脏腑的生理特性、经脉的循行等针灸学理论。卷八、卷九、卷十主要论述了相关病证的治疗方法，还附有杨继洲的医案。卷十收载了小儿按摩著作《陈氏小儿按摩经》。

杨继洲出身于医学世家，初攻举子业，后改为学医，擅长针灸，广求群书，以《黄帝内经》《难经》为主，参

《神应经》《古今医统大全》《乾坤生意》《医学入门》《医经小学》《针灸节要》《针灸聚英》《小儿按摩》等书，凡是其中与针灸有关的，均采用并加以整理，成《针灸大成》一书，对明代以前针灸学发展进行了一次总结。

《针灸集书》

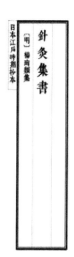

《针灸集书》日本江户时期抄本

著者： 杨珣，字楚玉，号恒斋，陕西长安（今陕西西安）人，以名医之名被召入太医院，任武功县医学训科一职。

成书年代： 1515 年。

内容提要：《针灸集书》是一部针灸经络著作，共二卷。上卷论述了七十六种病证的针灸治疗方法，以及长桑君秘穴、针灸杂法、马丹阳天星十一穴并治杂病穴歌、八法穴治病歌等一些针法。下卷图文并茂，主要论述经络的起止、循行。

杨珣认为："用药必先明脉理，针灸在乎知穴法，此医道之当然，脉理、穴法，虽在人身，而其治法具载于方书，用之者当察之真、体之切，庶不失位而误人也。一或讹舛，则脉理不明，孔穴不真，用药针灸后为人害，欲疾之瘳者难矣。"因此，他依据《十四经发挥》对经络的编排体例，参照《针灸资生经》等诸多针灸著作，撰成《针灸集书》，以启后学。

经络孔穴

《经学会宗》

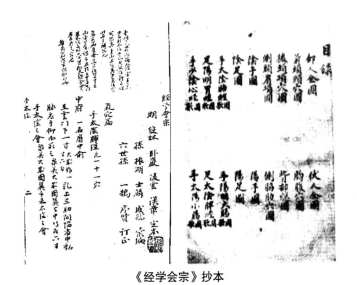

《经学会宗》抄本

著者：凌云，字汉章，别号卧岩，浙江湖州府（今浙江湖州）人，明弘治年间曾为秦王朱诚泳诊病，后被授以御医。

成书年代：1644 年。

内容提要：《经学会宗》为一部针灸推拿类专著，著者凌云初攻儒术，后转学医，精研针灸经络，治病常有良效。该书内容为气穴篇，依次叙述手太阴经、手阳明经、足阳明经、足太阴经、手少阴经、手太阳经、足太阳经、足少阴经八条经脉，各经脉首先介绍《素问》《灵枢》等经典著作中的相关论述，包括经脉的生理、病理以及主治。各经脉下，详述穴位的位置、主治、针刺方法、注意事项。

《灵枢经脉翼》

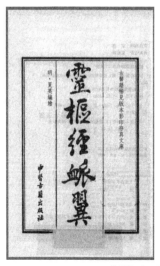

《灵枢经脉翼》抄本

著者： 夏英，字时彦，浙江仁和县（今浙江杭州）人，明弘治年间（1488—1505）任太医院医士。

成书年代： 1479 年。

内容提要： 本书是一部阐述《灵枢经》经络腧穴理论的针灸学专著，全书分上、中、下三卷。上卷为手少阴心五脏通之图、手太阴肺起寅之图，中、下卷为十四经、任督二脉的歌括与附图，图文并茂，依经脉子午流注的顺序，依次详细阐述了经脉的循行和穴的位置、主病等内容，对《灵枢经》中的相关内容做了注释，并附有歌诀。

夏英出身于医学世家，认为《灵枢》之文世古言深，其中有错简易置，况无注释，后世不无失其真者，于是参考历代诸书，对《灵枢》的经旨加以演绎说明，引滑寿《十四经发挥》中的部分内容附于《灵枢》经文下，书名"羽翼"，意在"羽翼《灵枢》而有功于医道"。

《奇经八脉考》

著者： 李时珍，又名可观，字东璧，号濒湖山人，湖北蕲州（今湖北蕲春）人，医名远扬四方，明嘉靖三十年（1551），楚恭王闻其名，聘为楚府奉祠正，掌良医所事。世子暴厥，时珍活之，楚恭王将其推荐于朝廷，李时珍遂入太医院任职。

成书年代： 1577 年。

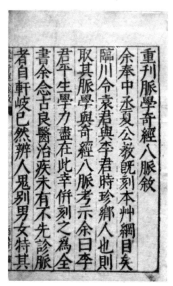

《奇经八脉考》明万历年间张鼎思重刻本

内容提要：本书是一部针灸学著作，未分卷，有奇经八脉总说、八脉、阴维脉、阳维脉、二维为病、阴跷脉、阳跷脉、二跷为病、冲脉、冲脉为病、任脉、任脉为病、督脉、督脉为病、带脉、带脉为病、气口九道脉十七篇论述，详细介绍了奇经八脉各经脉的循行、生理、病理、诊断、治疗。

李时珍认为，关于奇经八脉的理论，《黄帝内经》《难经》《脉经》等经典著作中虽早有论述，多散见于诸书之中，后世医家对其略而不详，因此参考历代医家著作中关于奇经八脉的内容，著成《奇经八脉考》一书，书中还附有个人运用奇经八脉理论治疗各种疾病的经验，丰富了经脉学说。

针灸方法

《针灸择日编集》

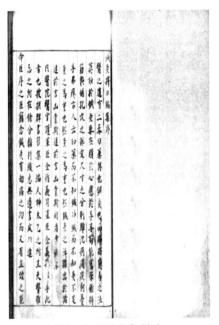

《针灸择日编集》抄本

著者： 全循义，曾任太医院医官。金义孙，字庭采，浙江海宁县（今浙江嘉兴）人，曾任太医院医官。

成书年代： 1447 年。

内容提要： 本书是由全循义与金义孙合辑的一部针灸学著作，不分卷，主要论述的是关于针灸禁忌的学说，条分类析，详细介绍了人神太乙所主、天医杂忌所在。

《针灸择日编集》认为，方药与针灸是医家治疗疾病的两种主要手段，与方药相比，针灸更为方便，人生于世，受天地之中，禀阴阳之气，若医家能审荣卫、筋骸，明辨针灸禁忌，得时而针，运用针灸则能达到立起沉疴的效果。《针灸择日编集》采撷群书，广泛搜集整理历代医著中关于针灸禁忌的内容，引用书籍中，《龙树菩萨眼论》《千金月令》《龙木总论》等，较为罕见。

推拿按摩

《小儿推拿秘旨》

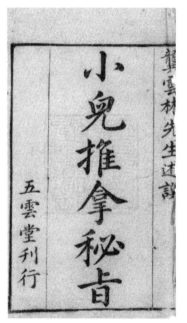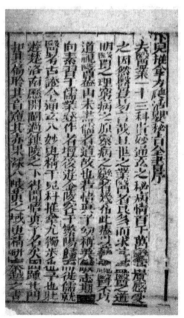

《小儿推拿秘旨》清康熙五十三年（1714）刻本

著者：龚廷贤，字子才，号云林，江西金溪县（今江西抚州）人，明嘉靖年间，尚书刘自强将龚廷贤推荐于朝廷，任太医院吏目，万历二十一年（1593）秋天，龚廷贤为鲁王宠妃张氏治疗鼓胀，获"医林状元"匾额。

成书年代：1604 年。

内容提要：本书是一部主要论述小儿推拿疗法的专著，又名《小儿推拿活婴全书》《小儿推拿方脉活婴秘旨全书》《小儿推拿方脉全书》，全书共三卷。卷一有总论、蒸变论、惊风论、诸疳论、吐泻论、婴童赋、面部险证歌、险证不治歌等多篇论述及歌赋，主要讲述了小儿的病理生理特征、小儿常见病证的病因病机及推拿疗法。卷二以歌诀的形式，除介绍部分小儿常见病的推拿疗法外，还附有一些药物疗法。卷三为治疗小儿常见病的医方，收方五十种。

龚廷贤认为，小儿脏腑娇嫩、易虚易实，小儿科又称哑科，诊断较难，妄投药剂，不仅没有疗效，反而更伤小儿，推拿疗法由来已久，运用在小儿病的治疗上，既安全，又有效，因此，在《小儿药证直诀》一书的基础上，根据自己的临证经验，著成《小儿推拿方脉》一书，影响较为深远。

医案医话医论文献

医案是对中医诊疗活动的记录，医话是不拘体裁的医学随笔，医论为论述医生个人学术见解的专著。医案发展至明代，各方面均渐趋成熟。个人医案专著及医籍附案大量增加，医案类书籍已经出现，并开始出现对医案的专门研究，是这一时期医案成熟的重要标志。医话内容短、篇幅较小，明代医话著作较少而散见医话较多。医论类文献发展到明代，不仅数量明显增加，而且论及的学术范围及深刻程度亦有明显进步。明代御医们注重对医学理论的阐发，突出个人的学术特点。

医案

《莲斋医意——立斋案疏》

著者：薛己（1487—1559），字新甫，号立斋，江苏吴县（今江苏苏州）人。薛己的父亲薛铠为太医院医官，去世后，薛己袭补为太医院医士，之后历任太医院御医、太医院院判、太医院院使。

成书年代：1559 年。

内容提要：本书是清初医家叶崧手抄薛己的医案并加以分析而成的一部医案著作，载有薛己的医案二百五十六则，每则医案较详细地描写了主诉、现病史、诊病思路、方药等信息，案后有叶崧的分析见解。《莲斋医意——立斋案疏》中的医案来源于薛己的《内科摘要》和《明医杂著》，反映了薛己临证治疗的特点。

《薛案辨疏》

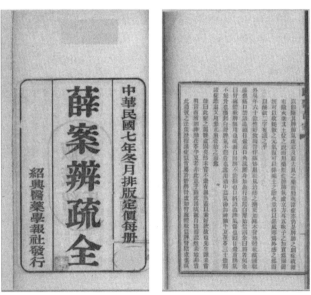

《薛案辨疏》1918年绍兴医药学报社铅印本

著者：薛己（1487—1559），字新甫，号立斋，江苏吴县（今江苏苏州）人。薛己的父亲薛铠为太医院医官，去世后，薛己袭补为太医院医士，之后历任太医院御医、太医院院判、太医院院使。

成书年代： 1736 年。

内容提要：《薛案辨疏》是由清代钱临、徐莲塘对薛己医案辨疏而成的医案著作，共两卷，包括元气亏损内伤外感、饮食劳倦亏损元气、脾胃亏损心腹作痛等二十一类病证，详细分析了薛己医案中的诊断思路、用药方法。

《薛案辨疏》认为，医籍经典诸如《黄帝内经》《伤寒杂病论》等固然重要，被医家奉为圭臬，而医案为医家就证立案，拟方施治，得失显而易见，可为医家借鉴。

医话医论

《医经秘旨》

著者： 盛寅，字启东，号退庵，江苏吴江县（今江苏苏州）人，明永乐三年（1405），被授予苏州医学正科，后为主管太监诊病，愈后，被成祖召入便殿，并授予御医一职。

成书年代： 1418 年。

内容提要： 本书是盛寅临证多年的心得，分上下两卷。上卷有治病必求其本、有者求之无者求之、盛者责之虚者责之等三篇论述，阐述治病必求于本的重要性，介绍了阴阳脏腑学说等。下卷有适事为故、反佐以取之、从少从多观其事也等十九篇论述，主要为一些病证的病因、病机、证候、论治。书末有食养尽之毋使过之伤其正也、微妙在脉不可不察、必先岁气无伐天和、有毒无毒固宜常制矣四篇论述，是对临证常见的用药、诊脉等问题的解答。

盛寅出身医学世家，博研群典，测古酌今，为御医中的佼佼者，《医经秘旨》是其将平日经验历试不爽者，阐明疑似之理，提纲挈领，本之经文，节其要旨，参以管窥所得，随笔记录而成。《医经秘旨》是盛寅临床经验总结，书中还引用《黄帝内经》《伤寒杂病论》等经典著作中的内容，并结合自己的临床体会，做简单的分析，力求实用。

《医经溯洄集》

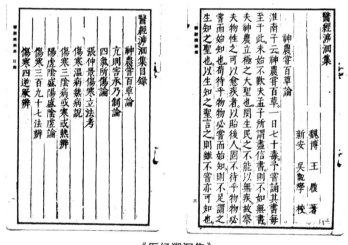

《医经溯洄集》

著者：王履，字安道，号畸叟，又号奇翁、雨公，别署抱独老人，江苏昆山（今江苏苏州）人，明洪武四年（1371 年）任秦府良医正。

成书年代：1368 年。

内容提要：《医经溯洄集》属于一部中医论文专集，全书未分卷，包括神农尝百草论、亢则害承乃制论、四气所伤论、张仲景伤寒立法考、伤寒温病热病说等二十余篇论述，内容广泛，上至《黄帝内经》《难经》《伤寒杂病论》《神农本草经》等经典著作，下至唐、宋、金、元各医家著作，王履均根据自己的临床体会，发表了个人见解。

王履师从于朱丹溪，尽得其传，他的学术观点主要有：①亢则害，承乃制，他认为自然界的一切事物都是在不断运动和变化的，即"故易者，造化之不可常也，惟其不可常，故神化莫能以测，莫测故息也，可常则息矣"。天地万物在变动中相互协调与平衡。②历代医家从病因推论病理变化，王履认为，只有从现有的病情出发，才能找到与临床相符合的病原。③伤寒、温暑为治不同，主张治疗温热病以清里热为主。王履对疾病诊治的独到见解，对后世产生了深远影响，被后世医家广为推崇。

《医学疑问》

著者：傅懋光，浙江会稽县（今浙江绍兴）人，明万历三十五年（1607）任太医院吏目兼教习官。

成书年代：1617 年。

内容提要：该书以问答形式阐述，共三十六问。一至八问答运气学说以及《东垣十书》《医学正传》等有关问题；九至二十五问答药物；二十六至三十六问对咽喉痛、秃发、求嗣等进行问答。

笔记杂录

《推求师意》

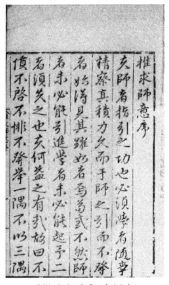

《推求师意》清刻本

著者：戴思恭，字元礼，号肃斋，一作复庵，浙江浦江县（今浙江金华）人，师从朱丹溪，明洪武十九年（1386），明太祖患瘕聚，御医石逵推荐戴思恭诊治，诊疗有功，戴思恭被授予太医院御医一职。

成书年代：1443 年。

内容提要：本书是一部医案医话著作，分上、下二卷，有杂病门、小儿门、妇人门，包括疟、消、喉痛、肠痈等近六十个病证的病因、病机、证候、临床表现、治法、方药等。

戴思恭师从朱丹溪，较为完整地继承了朱丹溪的学术思想。例如，对于痰证地治疗，他明确指出痰饮除生于脾胃外，还有生于经络者，"窃谓痰饮之先，有生于脾胃，有生于六经，所起不同，若谓感邪与为病之形证则一也。至于治之，必先从其邪之所起，顶后及于病之所也。"治疗痰证时，从顺气入手，气顺则一身之津液亦随气而顺矣，这与朱丹溪"治痰先治气"的学术主张较为相似。此外，戴思恭还善于发挥，例如，他在朱丹溪"阳常有余，阴常不足"等论述的基础上，对气血的生理、病理机制进行深刻阐述，指出气血失调与某些疾病之间的关系。

他认为："俗医不善学震亨者，往往矫枉过直，反致以寒凉杀人。此书独能委曲圆融，学者得其意，而不滋流弊，亦可谓有功震亨者矣！"因此，戴思恭著《推求师意》，目的是阐述朱丹溪的学术思想，为医者学习朱丹溪的临证经验提供参考。

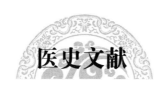

医史文献

《太医院志》

著者： 朱儒。

成书年代： 1584 年。

内容提要： 成书于明万历十二年（1584）。本书分建官考、恩异考、秩禄考、习业考、铨补考、采访考、侍直考、差委考、药材考、著述考、谏净考、应试考、礼仪考等十三门，主要介绍明代医事概况。其中，恩异考列宫保尚书、侍郎、通政司、左右通政等官员籍贯，及任职年；差委考有东直房等各官府的医官、医士人数；药材考载全国各省布政司、各府额解朝廷药材数量等。

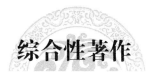

综合性著作

　　明代先儒后医的医家增多，兼之印刷术进步、商品经济发展等因素的影响下，一些大型综合性著作先后刊刻问世。例如，明太医院医官徐春甫的《古今医统大全》洋洋洒洒一百卷，对医理、方药均有阐发，无论是临床应用还是医史研究，都有很高价值。

《古今医统大全》

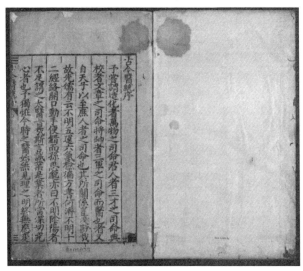

《古今医统大全》明万历年间古吴陈长卿刊本

著者：徐春甫，字汝元，又作汝源，号思鹤，又号东皋，安徽祁门县（今安徽黄山）人，任太医院医官。

成书年代：1556 年。

内容提要：《古今医统大全》又名《古今医统》《医统大全》，是一部综合性医著，全书共一百卷。卷首为"历世圣贤名医姓氏"，介绍了伏羲、神农等二百七十多位历代医家传略。卷一、卷二为《内经要旨》《翼医通考》《内经脉候》《运气易览》四部医著。卷六、卷七为《经穴发明》《针灸直指》两部针灸学著作。卷八至卷九十二为临床各科疾病的辨证论治，收录《中风门》《伤风门》《外科理例》《妇科心镜》《螽斯广育》《老老余篇》等，详细介绍了内、外、妇、儿、五官、伤科病证四百余种，病因、病机、临床表现、治法、易简诸方、灸法、导引法等内容一应俱全。卷九十三至卷九十八为《经验秘方》《本草集要》《救荒本草》《制法备录》《通用诸方》，涉及经验秘方、药性等内容，最后两卷为《养生余录》。

徐春甫所编《古今医统大全》收录文献近三百种，是当时最大的综合性大型医学全书，除了辑录古说，书中还有部分徐春甫个人的临床心得体会。

《医学源流肯綮大成》

著者：龚信编，余应奎补遗。龚信，字瑞芝，号西园，江西金溪（今江西抚州）人，曾任太医院医官。

成书年代：1583 年。

内容提要：十六卷。又名《太医院补遗医学正传》。现存明万历三十四年（1606）刻本、清刻本及日本刻本。

临证各科文献

明代，临证医学充分发展。内科学方面，主要是围绕医学理论与古代医家学说及其医疗经验所出现的不同学术流派论争而发展的。薛己的《内科摘要》是我国医学史上第一本以内科命名的医籍。外科有明显新进展，对外科理论方面地探讨被日益重视，形成了不同的流派。妇科证治，积累了更多的新经验，儿科理论系统日臻完善，特别是对防止痘疹，医家都很重视。眼科和咽喉口齿科亦有显著地发展，代表性著作有薛己的《口齿类要》，是现存早期的一部简明扼要的中医口齿科专书。

临证综合

《丹溪心法类集》

著者：杨珣，字楚玉，号恒斋，陕西长安（今陕西西安）人，以名医之名被召入太医院，任武功县医学训科一职。

成书年代：1508 年。

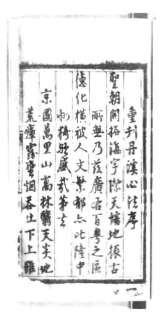

《丹溪心法类集》明正德三年刻本

内容提要：《丹溪心法类集》是一部临证综合医著，共四卷，又名春、夏、秋、冬四集。卷一包括本草衍义补遗、十二经见证、不治已病治未病、审查病机无失气宜、治病必求其本，涉及药性、经脉、治法等论述。卷二至卷四为各科疾病一百零六种，以内伤杂病为主，首先记述朱丹溪对该病证的治疗方法，其次为戴思恭论述病因病机、证候、方药等，较为全面。

杨珣十分推崇朱丹溪的学术思想，遂编集朱丹溪的相关论述，著成《丹溪心法类集》。近来，有学者考证，认为《丹溪心法类集》为《丹溪心法》的一种刻本，原无"类集"二字，特此说明。

《古今医鉴》

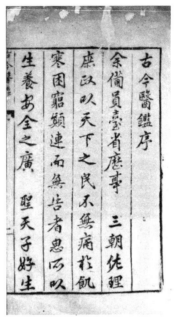

《古今医鉴》明万历十七年（1589）刻本

著者：龚信纂辑，龚廷贤续编。龚信，字瑞芝，号西园，江西金溪县（今江西抚州）人，曾任太医院医官。龚廷贤，字子才，号云林，江西金溪县（今江西抚州）人，明嘉靖年间，尚书刘自强将龚廷贤推荐于朝庭，任太医院吏目，万历二十一年（1593）秋天，龚廷贤为鲁王宠妃张氏治疗鼓胀，获"医林状元"匾额。

成书年代：1576 年。

内容提要：《古今医鉴》是一部综合性医著，全书原有八卷，后经过王肯堂修订，改为十六卷。卷一为脉诀、病机。从卷二开始，除药性和运气外，主要论述各病证，每门病证下均有小论。各门病证下的疾病，共一百四十余种，包括内、外、妇、儿、五官各科，按脉、证、治、方四部分详细介绍。值得注意的是，卷二卷首列的关于药性地论述，后还单独成书，书名《本草炮制药性赋》，为一部歌括类本草著作，载药二百七十余种，用歌赋的形式介绍各药的功效、形态、性味、炮制等。

经过龚信二十多年的搜集整理，秦汉至明代大部分的医学论著，均被收载在《古今医鉴》中。

《脉药玄微》

著者：盛寅，字启东，号退庵，江苏吴江县（今江苏苏州）人，明永乐三年（1405），被授予苏州医学正科，后为主管太监诊病，愈后，被成祖召入便殿，并授予御医一职。

成书年代：1418年。

内容提要：全一册。成书于明永乐十六年（1418）。全书上下分篇。上篇总论诊脉及治病要点，强调诊脉必须以举、按、寻等法诊候脉之浮、沉、迟、数、滑、涩、虚、实，根据病人形证与脉象是否相符、病情之顺逆、病史之长短，以及表里虚实决定治疗方法；下篇列述三十一种脉象，据脉象列出不同的方药，以四言韵语加以总述发明。全书对诊脉及主治方法论述颇详，通俗易懂，便于记诵。

《明医杂著》

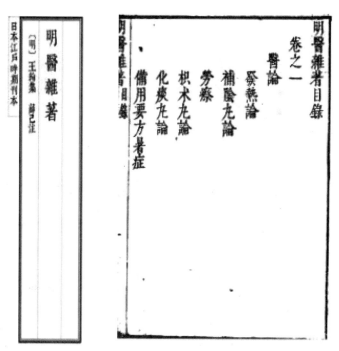

《明医杂著》日本江户时期刊本

著者： 王纶撰，薛己注。王纶，字汝言，号节斋，浙江慈溪（今浙江宁波）人。薛己（1487—1559），字新甫，号立斋，江苏吴县（今江苏苏州）人。薛己的父亲薛铠为太医院医官，去世后，薛己袭补为太医院医士，之后历任太医院御医、太医院院判、太医院院使。

成书年代： 1502 年。

内容提要： 本书又名《名医杂著》，是一部综合性医著，原有两卷，经薛己注后，扩充为六卷。前五卷为医论及续医论，论题广泛，内科杂病及妇人、五官、小儿诸科证治，均有涉及。卷六为附方，载方一百余首，各方先概述其功效、主治，间附著者的使用经验，其次详述该方的组成、剂量、使用方法。

王纶对朱丹溪的学术主张较为推崇，他认为朱丹溪："集诸儒之大成，发明阴虚发热类乎外感，内伤及湿热相火为病甚多，随症著论，亦不过阐《内经》之要旨，补前贤之未备耳！"因此，《明医杂著》也是一部对朱丹溪学术思想继承与发挥的著作。

《寿世保元》

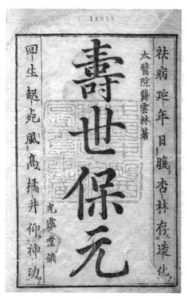
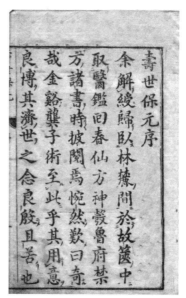

《寿世保元》日本正保二年（1645）
风月宗知据周文卿光霁堂本影刻本

著者：龚廷贤，字子才，号云林，江西金溪县（今江西抚州）人，明嘉靖年间，尚书刘自强将龚廷贤推荐于朝廷，任太医院吏目，万历二十一年（1593）秋天，龚廷贤为鲁王宠妃张氏治疗鼓胀，获"医林状元"匾额。

成书年代：1615 年。

内容提要：《寿世保元》是一部综合性医著，全书共十卷。卷一主要介绍藏象、经络、药性、治法等中医基础理论，其中论述药性的部分，后单独成书，书名《寿世保元四言药歌》，是一部歌括类本草著作，载药三百九十三味，用四言歌诀形式介绍药物功效主治、性味、炮制等。卷二至卷九为各科杂病的辨证论治，以内科杂病为主。卷十为杂集，介绍了一些民间的单、验、秘方，急救与灸法等。

龚廷贤认为，疾病变化多端，当时的医者多拘泥于古方，不仅没有疗效，反而加重病情，他主张治疗疾病应以滋补为主，以补人之正气。《寿世保元》是龚廷贤多年临床经验的总结，以《黄帝内经》为宗旨，参考刘完素、李杲、朱丹溪等医家的学术思想，目的是为了拓宽医者的诊治思路，灵活变通，使患者痊愈。

《太医院补遗医学正传》

著者：龚信著，余应奎补遗。龚信，字瑞芝，号西园，江西金溪县（今江西抚州）人，曾任太医院医官。

成书年代：约成书于明万历四年（1576），补遗年代不详。

内容提要：本书共十六卷。卷一专述病机要诀，后十五卷论述内科杂病以及外、妇产、小儿、五官等科病证。各证均列总论、脉法、治则、方药，并附有丹溪治验以作临证参考。书中博采《黄帝内经》要旨及历代医家经验之所长，间附己意，论述详尽，切合实用。现存日本庆长十一年（1606）刻本，藏于上海中医药大学图书馆。

《万病回春》

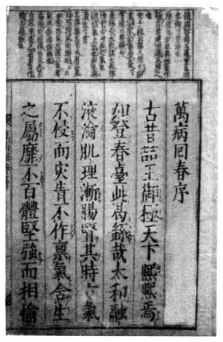

《万病回春》日本万治三年（1660）林传左卫门尉刊

著者：龚廷贤，字子才，号云林，江西金溪县（今江西抚州）人，明嘉靖年间，尚书刘自强将龚廷贤推荐于朝廷，任太医院吏目，万历二十一年（1593）秋天，龚廷贤为鲁王宠妃张氏治疗鼓胀，获"医林状元"匾额。

成书年代：1587 年。

内容提要：《万病回春》是一部综合性医著，全书共八卷，亦为孝、悌、忠、信、礼、义、廉、耻八集。卷一为"万金统一述"，论述阴阳学说、藏象学说等中医基础理论，载有药性歌、诸病主药、释形体、周身脏腑形状、人身面背手足之图、十二经脉歌（并补泻温凉药）等内容。卷二至卷八主要论述内、外、妇、儿、五官各科疾病一百八十四种，每病详述脉诀、病因、病机、治法、方药等，并附有医案。卷末为"云林暇笔"，载有医家十要、病家十要等杂谈。

《万病回春》是龚廷贤根据个人临床实践的心得体会编著而成，本于《黄帝内经》，吸收各家确论，附有歌诀、医案，既供初学医者启蒙，又可作为医者临床实用的工具书，《万病回春》成书后，得到多次刊行。

《新刊医林状元济世全书》

著者：龚廷贤，字子才，号云林，江西金溪县（今江西抚州）人，明嘉靖年间，尚书刘自强将龚廷贤推荐于朝廷，任太医院吏目，万历二十一年（1593）秋天，龚廷贤为鲁王宠妃张氏治疗鼓胀，获"医林状元"匾额。

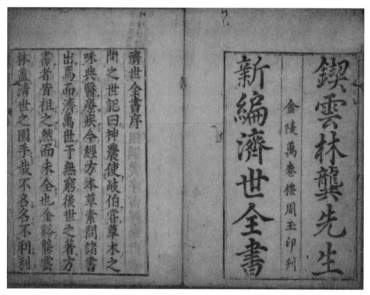

《新刊医林状元济世全书》日本宽永十三年（1636）
村上平乐寺据金陵万卷楼存义堂周氏刻本重刻本

成书年代：1616 年。

内容提要：《新刊医林状元济世全书》，简称《济世全书》，为龚廷贤晚期所著的一部综合性医书，全书共八卷，亦为乾、坎、艮、震、巽、离、坤、兑八集，依次论述内科、五官科、妇科、儿科、外科各种杂病一百五十余种，详述病因、病机、证候、脉象、治法、方药。书末还介绍了一些关于养生、卫生保健的方药。

《新刊医林状元济世全书》为龚廷贤对《古今医鉴》《种杏仙方》《万病回春》《云林神彀》《鲁府禁方》《寿世保元》六书的一次整理总结，书名"济世"，意为方便医家及百姓阅读使用。

《医经会元》

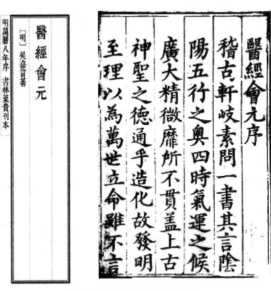

《医经会元》书林叶贵刊本

著者：吴嘉言，字梅坡，浙江分水县（今浙江杭州）人，曾被征入太医院，任太医院吏目。

成书年代：明代末年。

内容提要：《医经会元》是一部涵盖医学理论、临证治疗等多方面内容的著作，《中国中医古籍总目》中未见著录，共有十卷。卷一首先是养心丸方说、健脾胃冲和丸方说、五子益肾补元丸方说，即心、脾、肾三方。卷二至卷七，皆为内、外、妇、儿、五官各科证治。卷八的内容是关于脉法、药性、运气学说。末两卷主要论述针灸经络方面的内容。

吴嘉言认为："卫生有本，设心、脾、肾三方于篇首，以备通用；察病有机，列运气、标本等论于卷末，以启后学。"他"削讹辟舛，发古通今"，著成《医经会元》一书，书中既有历代医家的经验，也有个人的心得体会。

《医学撮要》

著者： 程希洛编，薛己（字新，号立斋）注。

成书年代： 1550 年。

内容提要： 一卷。现存清素漪氏抄本，藏于江西省图书馆。

《医学钩玄》

《医学钩玄》明万历五年刻本

著者：杜大章，字子华，江苏吴县（今属江苏苏州）人，曾任太医院吏目。

成书年代：1575 年。

内容提要：《医学钩玄》又称《医学钩元》，是一部综合性医著，共八卷。卷一多是一些关于中医基础理论及养生保健的医论，如长命考、四时调养考、保养生气考、冬不按摩议、人身脏腑阴阳考、治病必求其本议等。卷二涉及一些治则和疾病的治法，如水肿考、肺伤不能饮食呕血戒、正治反治考、治寒热法等医论。卷三对常见的生理、病理现象作了简单论述，如天癸解、人面独能耐寒解、饮酒先小便解等，还附有对《素问》《灵枢》《难经》《证类本草》《针灸甲乙经》《图注脉诀辨真》《素问玄机原病式》的评议。卷四至卷八主要论述内、外、妇、儿、五官各科杂病，对疾病的病因、病机、脉候、治法的介绍较多，具体方药较少。卷八之后，为诸病补议一篇。

医者从医，需博览群书，上至《黄帝内经》《难经》等经典著作，下至李杲、朱丹溪、刘完素等医家著述，皆为临床必读之书。然而，诸书卷帙浩繁，从医者难以掌握，杜大章针对临床中必备的中医基础理论，以及临床中常见问题，分门别类加以论述，编成《医学钩玄》，目的是让医者更快了解历代医家的学术观点，不再茫然无措。

《医学集要经验良方》

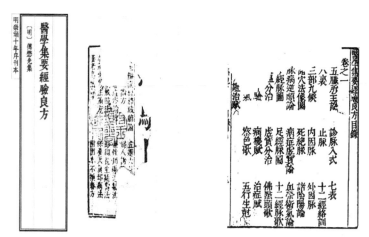

《医学集要经验良方》明崇祯十年（1637）序刊本

著者：傅懋光集。浙江会稽县（今浙江绍兴）人，明万历三十五年（1607）任太医院吏目兼教习官，之后历任御医、太医院院判。

成书年代：明代末年。

内容提要：《医学集要经验良方》为一部综合性医著，《中国中医古籍总目》中未见著录，共八卷。卷一主要论述中医基础理论，有五脏所主论、诊脉入式、病机赋、五行生克等二十余篇，内容涉及阴阳、五行、藏象、脉法等。卷二主要论述外感六淫致病及其治法。卷三至卷五详述内、外、妇、儿、五官病证，介绍其病因、病机、临床表现、诊断、治法、方药。卷六论述药物的性味、归经、主治、佐使、制法，如药性赋、古庵药鉴、东垣随证治病主药例。

卷七是对药物之外其他治法的介绍，包括导引、针灸。卷八为方药的加减方法。

《医学集要经验良方》虽名"良方"，但内容上除医方外，还有基础理论、治法、经络、中药，多为傅懋光搜集前人的观点，亦有个人临床经验。

《医学指南捷径六书》

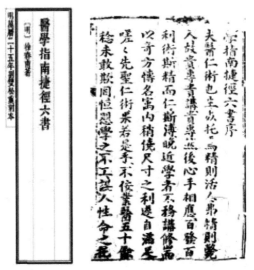

《医学指南捷径六书》明万历二十五年（1597）

著者：徐春甫，字汝元，又作汝源，号思鹤，又号东皋，安徽祁门县（今安徽黄山）人，任太医院医官。

成书年代：1556 年。

内容提要：《医学指南捷径六书》是一部大型医学丛书，分阴、阳、风、雨、晦、明六集，一集即是一书。

第一集《内经正脉》，主要论述脉学的基础理论，对临床常见的脉学问题也有解答，《内经正脉》对脉象的分类以浮、沉、迟、数、滑、涩、虚、实、洪、细、长、短、紧、缓、促、结、代、牢、弦、革、芤、微、弱、动、伏、濡二十六种为准，多为徐春甫对各家脉法的整理。

第二集《雷公四要纲领发微》，主要论述中医基础理论，四要为脉法、辨证、治法、处方，全面介绍了阴阳、表里、荣卫、三焦、脏腑、经络等知识。《雷公四要纲领发微》体裁为四言歌诀，便于初学医者诵读学习。

第三集《病机药性歌赋》，该集主要以歌诀的形式介绍七十多种病证的病因、病机、治法，以及一百八十二味药的功效，皆为徐春甫结合自己的临证体会而编写。

第四集《诸证要方歌括》，用歌诀介绍二百七十六个医方的组成、主治、加减，按病证分类，共四十三门。

第五集《二十四方》，又名《医家关键二十四方治法捷径》，该集将方剂分为二十四类，徐春甫认为，方书有千百种，收录的医方更是无数，浩繁无约，不易于医者学习使用，因此，参考唐代陈藏器、金代刘完素对方剂的分类方法，将各种方剂分为二十四类，即宣、通、补、泻、轻、重、滑、涩、燥、湿、调、和、解、利、寒、温、水、火、平、夺、安、缓、淡、清，与二十四节气相对应，每方详述组成、主治、加减。书末还附有"二十四剂药方歌括"，以期易于读者记诵。

第六集《评秘济世三十六方》，是对三十六首医方的评述，各医方首先介绍组成、煎服方法，接着是对该方的进一步评论和描述，均为徐春甫搜集、积累的个人和其他医家的经验方。

《医学碎金》

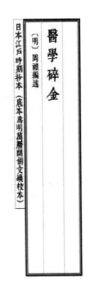

《医学碎金》日本江户时期抄本（底本为明万历年间胡文焕校本）

著者：周礼，字正伦，晚年号梅屋老人，浙江余杭县（今浙江杭州）人，一说江西番禺（今江西鄱阳）人。明永乐年间（1403—1424），任迪功郎良医所良医正。

成书年代：1415年。

内容提要：本书是一部临证综合医著，全书共四卷。卷一主要论述一些关于人的生长发育、脏腑、经络等中医基础理论，如论人之育孕胚胎、五脏所藏、五脏生成、十二经为十二官。卷二部分篇章论及中医基础理论，此外，还开始论述一些疾病的病因、常见的生理病理现象、疾病的论治，如人身之表里病见、人之梦寐、治病次第识其高下治法、治病举纲论、五脏四时受病发咳。卷三前半部分为关于五运六气的论述，如五运化生并歌括、标本运气歌、五运主病等，后半部分是关于药物性味、配伍禁忌的论述，如手足三阴三阳用药补泻歌、诸经疼痛用药歌、药有十八反等。卷四介绍了一些脉法、方剂。

周礼初攻举子业，兼习医术，医书浩如烟海，他认为："后之学医者，见其卷帙繁挐，理趣渊微，议论玄远，虽常观读，犹未得旨。至使或有求意而不得者，亦有弃而不用者，苟以医鸣于世，不过执以方书，对证发药尔。岂知年之运气，时之胜复，及标本虚实之由，脏腑邪正之能哉？"因此，在任职迪功郎良医所良医正期间，从《黄帝内经》《难经》等历代医书中，选取精要玄微的内容，撰成《医学碎金》一书，是为初学医者入门使用。

《医学统旨》

著者：叶文龄，字德征，号石峰，浙江仁和县（今浙江杭州）人，擅长诊脉，后被推荐至礼部，供职圣济殿，历任太医院吏目、太医院御医、太医院院判。

成书年代：1534 年。

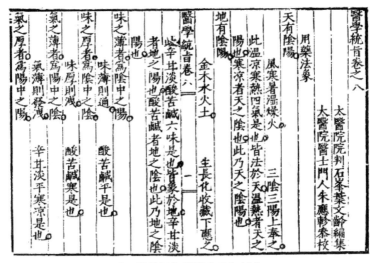

《医学统旨》明隆庆三年刻本

内容提要：卷一为诊断，讲述诊脉之部位、定息、平脉、持脉、脉体、相类脉、兼见脉、怪脉及妇女、小儿脉等。卷二至卷四，列述内、外、妇、儿、五官各科九十余证病因及证治。卷五至卷七为诸证用方，共七百一十八首。卷八为本草，包括用药法象、升降浮沉补泻、气味、引经、生熟用法、七方十剂等中药理论，并分九部简述三百一十种药物功用主治。

内科

《内科摘要》

著者： 薛己（1487—1559），字新甫，号立斋，江苏吴县（今江苏苏州）人。薛己的父亲薛铠为太医院医官，去世后，薛己袭补为太医院医士，之后历任太医院御医、太医院院判、太医院院使。

成书年代：1529 年。

内容提要：《内科摘要》是一部中医内科学著作，分上、下两卷。上卷为元气亏损内伤外感等证、饮食劳倦亏损元气等证、脾胃亏损心腹作痛等证、脾肾虚寒阳气脱陷等证、命门火衰不能生土等证、肾虚火不归经发热等证、脾胃亏损吞酸嗳腐等证、脾肾亏损停食泄泻等证、脾胃亏损停食痢疾等证、脾胃亏损疟疾寒热等证、脾肺亏损咳嗽痰喘等证。下卷为脾肾亏损头眩痰气等证、肝肾亏损血燥结核等证、脾肾亏损小便不利肚腹膨胀等证、脾胃亏损暑湿所伤等证、肝脾肾亏损头目耳鼻等证、脾肺肾亏损小便自遗淋涩等证、脾肺肾亏损虚劳怯弱等证、脾肺肾亏损遗精吐血便血等证。各病证均详细的论述病机、证候，附有薛己的验案，上卷、下卷末尾均为各证方药。

《内科摘要》是我国医学史上最早以内科命名的医著。书中所载病证，多因正气亏虚所致，薛己擅长运用脏腑辨证，重视补脾、胃、肾和命门，具有鲜明的学术特点，《内科摘要》亦被温补学派所推崇。

《太医院手授经验百效内科全书》

著者：龚居中，字应园，又作应圆，号如虚子，江西金溪县（今江西抚州）人，曾任太医院院司。

成书年代：明代崇祯末年。

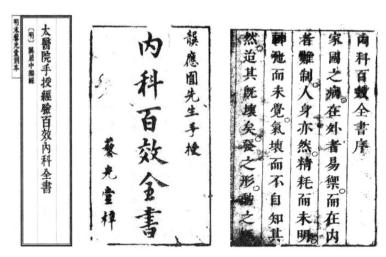

《太医院手授经验百效内科全书》明代末年藜光堂刻本

内容提要:《太医院手授经验百效内科全书》是一部大型中医内科学著作,《中国中医古籍总目》中未见著录,共八卷三册。卷一相当于总论,有持脉节要、药性纂要、引经报使、病机总略四个部分。持脉节要的内容与脉诊有关,来自张道中的《玄白子西原正派要诀》。药性纂要转录了明代龚廷贤《万病回春·药性歌》二百四十首方歌。引经报使转录金元各家学说,以及十八反、十九畏等内容。病机总略则是记载了病因病机、立法施治要点。卷二到卷八,分列有外感、内伤、身体各部位的常见疾病,最后更是写有痨瘵、虚损、养老和求嗣等方面的内容,共载有六十九篇病证。在病名之下,写有简便的脉诊要点、忌宜、吉凶。每条简要说明病因、治法、主方以及药量加减的附方、药味煎服法,便于临床使用,每条病证之下,理、法、方、药具备，体现了他"以脉验证""因证立治""由症定方"的思路。

《痰火点雪》

《痰火点雪》明代建邑书林刘大易刻本

著者：龚居中，字应园，又作应圆，号如虚子，江西金溪县（今江西抚州）人，曾任太医院院司。

成书年代：1630 年。

内容提要：《痰火点雪》又名《红炉点雪》，是一部论述虚损痨瘵诊治的中医内科学专著。卷一、卷二先总论痰火证，如痰火证论、痰火证治、痰火辨惑、痰火玄解等，随后对痰火痨瘵证下多种疾病的病因、病机、临床表现、治法治则及方药进行详细论述。卷三主要论述痨瘵证各主病，如腰痛、耳鸣、烦躁等，兼有一些方论和痰火杂证补遗。卷四主要介绍了治疗痰火证的灸法以及部分调养生息的方法。

痨瘵以咯血为特征，龚居中认为："夫痨者，劳也。以劳伤精气血液，遂致阳盛阴亏，火炎痰聚。因其有痰有火，病名酷厉可畏者，故令人晦之曰'痰火'也。"治疗上，多从阴虚论治，同时，比较重视痨瘵的预防。《红炉点雪》是龚居中治疗痨瘵的经验总结，亦是一部少见的论述痨瘵证治的专书。

《医学入门万病衡要》

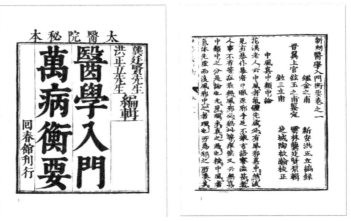

《医学入门万病衡要》据日本延宝五年刻本之影印本

著者：龚廷贤，字子才，号云林，江西金溪县（今江西抚州）人，明嘉靖年间，尚书刘自强将龚廷贤推荐于朝廷，任太医院吏目，万历二十一年（1593）秋天，龚廷贤为鲁王宠妃张氏治疗鼓胀，获"医林状元"匾额。

成书年代：1655 年。

内容提要：本书为作者病当时一般医籍皆各自成册，或方有未备，或义理太简，学者有所不便。因而以内科时病、杂病证治为主，兼及妇科诸疾，共收集八十多个病证，汇为一秩。撷取前贤有关论述，如刘河间之热病、陶节庵之伤寒、东垣丹溪之杂病、陈自明之妇科。余如许叔微、杨仁斋，以及《局方》《世医得效方》诸书，或论或方，亦间有所采。

儿科

《保婴粹要》

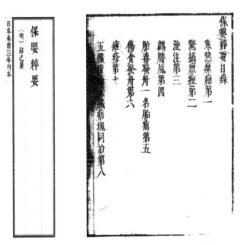

《保婴粹要》日本承应三年（1654）刊本

著者：薛己（1487—1559），字新甫，号立斋，江苏吴县（今江苏苏州）人。薛己的父亲薛铠为太医院医官，去世后，薛己袭补为太医院医士，之后历任太医院御医、太医院院判、太医院院使。

成书年代：1529 年。

内容提要：《保婴粹要》共一卷十九篇。书中篇目为：寒热瘰症，惊搐瘰症，流注，鹤膝风，胎毒发丹，斑疹，五脏疳疮五脏痞块同治，口疮，疮疡与痘疮参看，疮疖，痘毒，天疱疮，黄口黏疮，痔疮，肛门作痒，囊痈，下疳并阴瘘肝火症。书中每篇之下必列疾病的病机，与各个内脏之间的关系，例如《寒热瘰症》中，"小儿瘰症乃肝胆三焦经……用人参败毒……"，每篇下必列有治验，认真可信。

《保婴撮要》

著者：薛铠撰，薛己增补。薛铠，字良武，江苏吴县（今江苏苏州）人，明弘治间（1488—1505）以名医之名征授太医院医官。薛己（1487—1559），字新甫，号立斋，江苏吴县（今江苏苏州）人。薛己的父亲薛铠为太医院医官，去世后，薛己袭补为太医院医士，之后历任太医院御医、太医院院判、太医院院使。

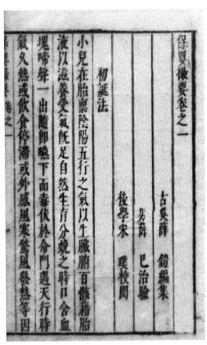

《保婴撮要》明万历二十年（1592）
虎林胡氏文会堂校刻寿养丛书本

成书年代：1529 年。

内容提要：《保婴撮要》是由薛铠、薛己合撰的一部中医儿科学专著，共二十卷，前十卷正文部分为薛铠原作。卷一论脐风、虎口三关脉色诊法、小儿护养法及五脏所主证候等。卷二至卷十论儿科外感和内伤杂病。卷十一至卷十六论小儿外科诸疾。卷十七至卷二十论痘疹诸证。

《保婴撮要》共载病证二百余种，附有大量治疗验案。重视小儿护养、强调乳母健康，治疗以温补为主，是《保婴撮要》的一大特点。

《保婴金镜录》

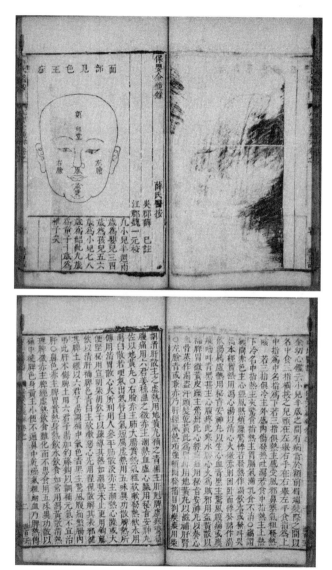

《保婴金镜录》

著者：薛己注。薛己（1487—1559），字新甫，号立斋，江苏吴县（今江苏苏州）人。薛己的父亲薛铠为太医院医官，去世后，薛己袭补为太医院医士，之后历任太医院御医、太医院院判、太医院院使。

成书年代：1529 年。

内容提要：《保婴金镜录》是一部中医儿科诊断学著作，共一卷。书的内容与小儿疾病的诊治有关，首先论述《全幼心鉴》中望头面的诊断方法，包括额间、脸颊、鼻、颏、耳等，兼述一些治疗原则。随后论述《水镜诀》中的虎口指诊方法，图文并茂，附有图画。望头面及指诊的论述后均有简短的医案，共四十余则。书的后半部分为小儿疾病常用医方，约四十首，详细介绍组成、功效主治、煎服方法。

薛己论述小儿疾病的望诊，比较重视颜色的变化，对小儿疾病的治疗，亦多从补脾肾的角度入手，体现了他的学术思想。

《补要袖珍小儿方论》

著者：徐用宣编，庄应祺补校，孟继孔、祝大年校。孟继孔，又作孟继光，字春沂，江苏江宁县（今江苏南京）人，明洪武（1368—1398）年初，隶籍太医院。

成书年代：1405 年。

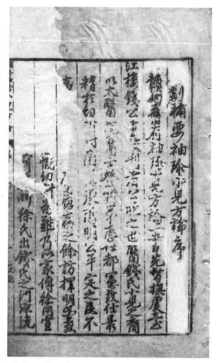

《补要袖珍小儿方论》明万历二年（1502）太医院校刻本

内容提要：《补要袖珍小儿方论》共十卷，是庄应祺在徐用宣《袖珍小儿方》的基础上采取古方论，吸收时人认知，参考宋代、元代名医诸书和《备急千金要方》，进行增补而成的。前五卷在原《袖珍小儿方》六卷内容的基础上增补了营热、卫热等各种常见热证的治疗方药，以及诸疳方论中人参散、地骨皮散等内容；后五卷为增补内容，包括秘传看惊掐惊口授手法诀、穴道诀、男左女右图、穴道脚面图、家传秘诀、总穴图、辨证诀法、入门看法秘诀、杂症诀法、消肿方等内容。书中以痘疹一证为难，多加论述，此外还将《蔡氏痘疹》单出一卷，《博爱心鉴》为别集，使后世者加以参考比较，细细研究体会，以察病之轻重，用药之深浅。书中从伤寒到呕吐，从伤风咳嗽到下痢，从上到下，从内到外地对小儿疾病加以论述，还收录了变蒸、面覆地睡，盘肠气等少见的疾病。《补要袖珍小儿方论》书中还有两个特点非常显著：一是图像丰富，卷一开篇的《虎口三关掌指图》《命门部位之图》、卷八的《痘疹形色图》、卷十的《任脉之图》《督脉之图》，图像几乎贯穿全书；二是歌诀丰富，如《水镜诀》《歌三首》《小儿无疾病歌》等。

《痘科庭训》

著者：明代鲁守仁（号春山主人）撰，鲁邦杰编。

成书年代：1576 年。

内容提要：两卷。上卷列痘属先天、临发须知、验表知里、察形知变、调摄参宜、放针之法等内容，论述痘疹病因、诊法及证治；下卷缺佚，据序称"惊痫吐泻亦儿之所不免者，撮其要以附"，可知内容当为杂病。

《痘疹辨疑全幼录地集》

著者：龚廷贤，字子才，号云林，江西金溪县（今江西抚州）人，明嘉靖年间，尚书刘自强将龚廷贤推荐于朝，任太医院吏目，万历二十一年（1593）秋天，龚廷贤为鲁王宠妃张氏治疗鼓胀，获"医林状元"匾额。

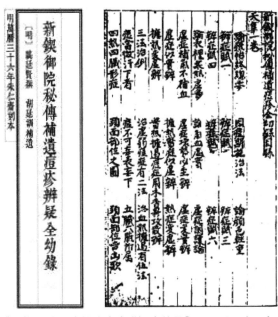

《新锲御院秘传补遗痘疹辨疑全幼录》明万历三十六年
（1608）朱仁斋刻本

成书年代： 1620 年。

内容提要： 该书前三卷分别为天集、地集、人集，均为痘疹证治。其中卷一重在辨痘，列辨证赋、论气血虚实、辨寒热虚实，乃至痘之部位轻重等。卷二重在验形察色、辨痘形、见证及疑似证，又列发热、报痘、起胀、贯脓、结靥等不同痘期之诊治法，其后又列诸多痘疹歌赋、麻疹辨疑、治痘合用药性等。卷三为"治痘常用汤散歌"，后附常用诸方。第四卷题书名为"新锲御院秘传补遗小儿诸证医方便蒙捷法和集四卷"，乃小儿各种杂证证治，属胡廷训后补之卷。该卷首为长篇"便蒙捷法歌"，述儿科生长发育乃至诸病诊治等诸多内容。此后又分门列歌，述寒、热、伤风、伤寒、斑疹、惊风、吐泻、疟、痢、疳积、伤积、脾胃、肿胀、脐风撮口等十四门病证证治。

《痘疹撮要》

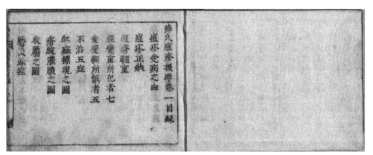

《痘疹撮要》日本宽文七年刊本

著者：薛己（1487—1559），字新甫，号立斋，江苏吴县（今江苏苏州）人。薛己的父亲薛铠为太医院医官，去世后，薛己袭补为太医院医士，之后历任太医院御医、太医院院判、太医院院使。

成书年代：1529 年。

内容提要：《痘疹撮要》是一部论述痘疹证治的专著，共四卷。卷一描写的是痘疹产生的病因、痘疹症状、痘疮轻重程度、痘疹的不治五症、腹胀气促根窠不赤之症等。卷二描述的是不靥闷乱哽气腹胀之症、两日生翳痕黯凹凸之症、靥后发热咽痛不利之症等。卷三描写的是痘稠密、痘吐泻、自汗、痒塌、倒靥等。卷四描写的小便不利、痘便血或黑屎、痘衄血吐血等。《痘疹撮要》是对薛氏在小儿科方面思想观念的记录，阐释了薛己对于痘疹之证的理解，对后世临床具有参考价值。

《新刊太医院校正小儿痘疹医镜》

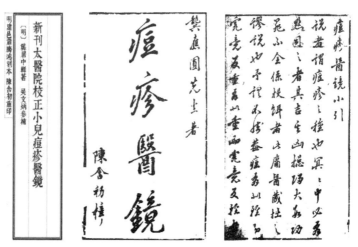

《新刊太医院校正小儿痘疹医镜》明代建邑萧腾鸿刻本，陈含初重印

著者：龚居中，字应园，号如虚子、寿世主人。豫章云林（今江西金溪）人。擅长内、外、儿各科，尤精于诊治肺痨，曾任太医院院使。

成书年代：1630年。

内容提要：《新刊太医院校正小儿痘疹医镜》为一部小儿科医著，本书仅上、下两卷。上卷对辨证论治和诊察较为重视。书中记载了常见望诊相关内容，对舌诊也相对重视，如"论舌法总要"中记载了"舌乃一身之主，名为养命之根"的相关论述，以舌色及分部对五脏的情况进行论述。在治疗痘疹方面，主张应时用药，不可拘执，并且摒弃了时人用老鸡灌浆治疗痘疹的做法。此外在收靥、落靥等方面则多参考了前人的治疗方法。下卷主要列举了诸多方剂，列其禁忌，并且附有麻疹的方法。此外，本书穿插有若干歌诀，如五善歌、七恶歌、耳心经歌、耳肝经歌等。

《万氏医贯》

《万氏医贯》清代精刻本

著者：万宁，字咸邦，湖北黄冈人。明嘉靖、隆庆年间（1522—1572）名医，曾任太医院院使。

成书年代：1567 年。

内容提要：《万氏医贯》为儿科著作，共三卷。万宁搜集宫廷御方、祖训家传等，编纂成《万氏医贯》，分"天、地、人"三部，前两卷列述胎原、初生诸病及五脏主病、兼证等，各病之后多附作者治案；末卷罗列上述两卷中的治疗方剂，多系家传效方。天、地两卷描述小儿疾病，从常见的痢疾、腹胀、黄疸、泄泻到不常见的马脾风、马刀疮等疾病均有所涉及，人部更多的是相关的方药。

《万氏医贯》提到了小儿治疗的难处，即小儿病痛多无法表达，要多重视望诊，还指出"抵小儿疾病大半胎毒，小半伤食也，其外感风寒症十一而已"。这是小儿疾病类型的常见总结。此外，本书中还提到了疾病的简要病机，比如"鹅口疮胃中湿热也，重舌、木舌脾经实火也"等观点，便于临床使用。

女科

《广嗣要语》

著者：俞桥，字子木，号溯洄道人。浙江海宁人，明嘉靖年间（1522—1566）以名医之名被征入太医院，官至太医院院判。

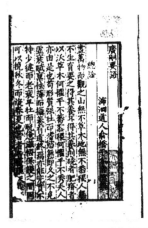

《广嗣要语》明代抄本

成书年代： 1544 年。

内容提要： 《广嗣要语》是一部主要论述生育、保胎的著作，仅一卷。书中认为天地之气尚且可以转移，人体更可以摄养调理，使身体强健而延续子嗣。本书着眼于优生优育之法，强调摄养之术，以延续后嗣。包括调理精血论、直指真源论、男女服药论，并涉及调元、调精、安胎、便产之法，更附经验方药，及论童壮、论衰老，均切实用。

《广嗣要语》涉及的许多观点至今仍有指导意义，在开篇将大自然的现象和人体的生理现象作对比体现了中医理论中"天人合一"的思想观念。俞桥还提倡节欲保精，求嗣之要重在养生，父母的禀赋好，子女的寿命就会长久，虽然男子十六岁便可以生育，但还是三十岁时生育条件最好；女子十四岁有了月经便可以生育，但还是等到二十岁时生育条件最好。最后还体现了作者对于中医药治疗不孕不育的信心，"无不可父之男，无不可母之女"。俞氏提出两方以供世人求嗣使用：男子用思仙丹，收固真阴，以为持久之计；女子用启荣丸，鼓作微阳，以为发育之基。

《校注妇人大全良方》

著者：薛己（1487—1559），字新甫，号立斋，江苏吴县（今江苏苏州）人。薛己的父亲薛铠为太医院医官，去世后，薛己袭补为太医院医士，之后历任太医院御医、太医院院判、太医院院使。

成书年代：明嘉靖年间。

内容提要：《校注妇人大全良方》是薛己注解宋代医家陈自明《妇人大全良方》的中医妇科学著作，共二十四卷。该书将妇科疾病分为调经、众疾、求嗣、胎教、候胎、妊娠疾病、坐月、产难、产候、疮疡十门，以方论的形式，先引用经典著作中的相关理论，再加上个人按语，部分疾病还有自己的治疗验案。

《校注妇人大全良方》认为，女科疾病多因七情内乱，导致精神内耗，元气损伤，且女性"阴浊胜而阳明微"，薛己在治疗上，常作小方，量病加减，比较重视一些常用药物对妇人妊娠的损伤，用药较为谨慎，这是他治疗妇科疾病的特点。

《女科撮要》

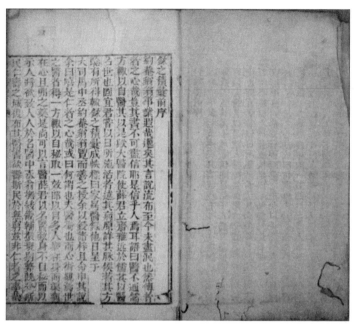

《女科撮要》清代东溪堂刻本

著者：薛己（1487—1559），字新甫，号立斋，江苏吴县（今江苏苏州）人。薛己的父亲薛铠为太医院医官，去世后，薛己袭补为太医院医士，之后历任太医院御医、太医院院判、太医院院使。

成书年代：1529年。

内容提要：《女科撮要》为一部女科著作，分为上、下两卷，上卷主要描写的是经候不止、经漏不止、经闭不行等妇科常见疾病，甚至包括流注、阴疮等杂病。下卷描写的是保胎、小产、产后腹痛等产科相关疾病。每卷各十五篇，并在每卷后附有医方，篇目中从每个疾病的病因、治法、兼证、常见方药写到治疗验案。

《女科撮要》中贯穿了薛氏温补思想，重视温补脾胃，治疗上多用补中益气汤、四君子汤等方，此外还精通外科，比如在治疗阴疮的时候，用桃仁膏和雄黄末纳入阴道进行治疗，其思想影响深远。

伤科

《正体类要》

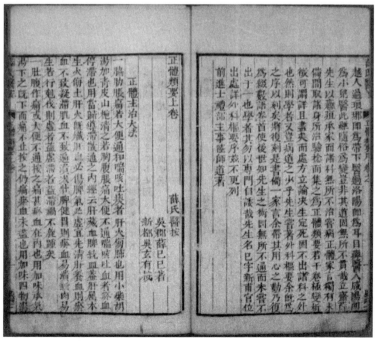

《正体类要》（见《薛氏医按》）

著者：薛己（1487—1559），字新甫，号立斋，江苏吴县（今江苏苏州）人。薛己的父亲薛铠为太医院医官，去世后，薛己袭补为太医院医士，之后历任太医院御医、太医院院判、太医院院使。

成书年代：1529 年。

内容提要：《正体类要》为一部中医伤科著作，共两卷。上卷首先为正体主治大法，论述伤科常见病证如胁肋胀痛、肚腹作痛、肌肉间作痛、青肿不溃、手足损伤等的治法治则，其次是关于扑伤、坠跌金伤、汤火所伤的治疗验案，各案详述患者的伤病经过、症状、用方。下卷为方药，介绍伤科用方的功效主治、组成、煎服方法。

《正体类要》认为，医学分科，各科均有所发展，撰著繁多，唯独正体科没有专书，且"肢体损于外，则气血伤于内，荣卫有所不贯，脏腑由之不和，岂可纯任手法，而不求之脉理，审其虚实，以施补泻哉。"因此，薛己根据家传经验及个人临床所得，将自己用内科方法治疗伤科的心得体会撰写成书，以期为医家对伤科疾病辨证论治提供更多思路。

外科

《痘疹一览》

著者：阴有澜，号九峰，浙江太平县（今浙江温岭）人，曾任太医院吏目。

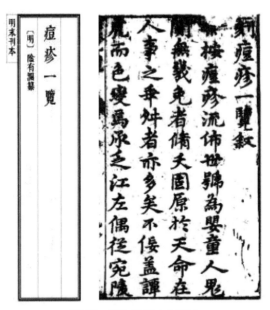

《痘疹一览》明代末年刊本

成书年代：明代末年。

内容提要：《痘疹一览》在《中国中医古籍总目》中未见著录，全书一共五卷。卷一记载了诸多相关痘疹总论，涉及痘疹成因和常见表现。卷二著有痘疹的常见症状。卷三记载了痘疹常见的兼证、变证，卷一、卷三的内容几乎全取自《痘疹世医心法》。卷四则记载了妇女痘症、用药法象等相关内容。卷五记载了古今经验诸方等相关内容，一共二百五十五方，其中前一百四十方摘录自《痘疹世医心法》，后一百零八首方剂，为本书所新增。

　　阴有澜对医家万全颇为推崇，《痘疹一览》多次引录了《痘疹世医心法》和《片玉痘疹》。

《疠疡机要》

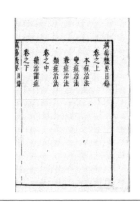

《疠疡机要》日本承应三年（1654）刊本

著者： 薛己（1487—1559），字新甫，号立斋，江苏吴县（今江苏苏州）人。薛己的父亲薛铠为太医院医官，去世后，薛己袭补为太医院医士，之后历任太医院御医、太医院院判、太医院院使。

成书年代： 1529年。

内容提要： 《疠疡机要》是一本关于麻风病的专著，一共三卷，本书对麻风病的本证、变证、兼证与类证的辨证治疗等予以全面阐论和辨析。收载麻风病治疗验案较多，上卷用《黄帝内经》和古代先贤的话语引出麻风病发病部位和所影响的脏腑之间的关系，由此写出了麻风病的五个阶段，提出了"若声哑目盲，尤为难治"的特点，以及麻风病治疗的必然要求"治当辨本证、兼证、变证、类证、阴阳虚实而治焉。"

《外科发挥》

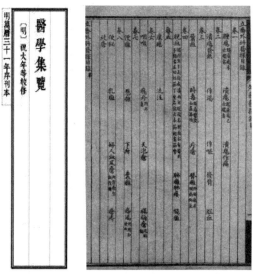

《外科发挥》上海大成书局刊本

著者： 薛己（1487—1559），字新甫，号立斋，江苏吴县（今江苏苏州）人。薛己的父亲薛铠为太医院医官，去世后，薛己袭补为太医院医士，之后历任太医院御医、太医院院判、太医院院使。

成书年代： 1528年。

内容提要：《外科发挥》为一部中医外科学著作，全书共八卷，分列肿疡、溃疡、瘰疬、杨梅疮等三十一种病证，每一病证先按照脉证治则、病案顺序描写，详记患者性别、年龄、患病时间、症状、治疗过程、病情分析、诊断及治疗方药。诊断注重望诊和切诊，辨证准确，甚至有些疾病会用脉诊作为诊断依据，比如在卷四的《肺痿肺痈》篇中"咳吐脓血，脉数虚者，为肺痿；数实者，为肺痈"。治疗以内治为主，长于温补和托法。他对《黄帝内经》中的痈肿理论进行了发扬，对于痈肿应该分辨虚证实证，不可概用寒凉药："大抵痈肿之证，不可专泥于火为患"。

《外科发挥》全书附方约二百首，除十余首为外用方，其余均为内治方，常见托里透脓散、小柴胡汤、防风通圣散、补中益气汤等方药。医案均为薛己亲自诊疗的案例，案例较多。

《外科集验方》

著者： 周文采撰。周文采，江苏吴县（今江苏苏州）人，明弘治年间（1488—1505）任兴献王（朱佑杬）府良医副臣，后被荐入太医院，任太医院院判。

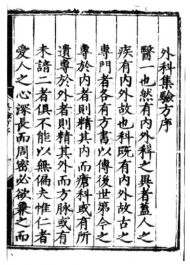

《外科集验方》明嘉靖二十三年（1544）刊本

成书年代：1498 年。

内容提要：《外科集验方》为一部中医外科学专著，分为上、下两卷，篇目分布不均。上卷四篇包括疡科总论、五发痈疽论、疔疮论、瘰论。下卷十篇包括肠痈痔论、乳痈论、肺痈论、诸疳疮论、跗骨疽论、诸疮论、疥癣论、瘿瘤论、疮论、便毒论等。本书在开篇之时阐释了疮疡产生的病因："夫痈疽疮疖者，皆由气血不和，喜怒不时，饮食不节，寒暑不调，使五脏六腑之气怫郁于内，以致阴阳乖错，气血凝滞而发也。亦有久服丹石燥热之药，热毒结深而发为痈疽也。"此外还对常见的患者也进行了一定总结："夫痈疽之疾，多生于膏粱富贵之人。"《疔疮论》篇中更是说明了疔疮产生的原因是脏腑积热。

《外科集验方》中的数个篇目较为详细地描述了疾病产生的病因病机、分类、兼证、忌宜、相关方药，并引用《黄帝内经》《备急千金要方》中的理论进行分析，内容丰富。

《外科经验方》

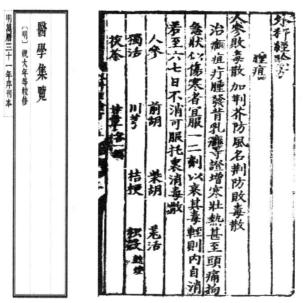

《外科经验方》明万历三十一年（1603）序刊本
（见《医学集览》）

著者： 薛己（1487—1559），字新甫，号立斋，江苏吴县（今江苏苏州）人。薛己的父亲薛铠为太医院医官，去世后，薛己袭补为太医院医士，之后历任太医院御医、太医院院判、太医院院使。

成书年代：1528 年。

内容提要：《外科经验方》是一部中医外科学著作，全书仅一卷，本书记录了肿疡、溃疡、疔疮、乳痈、瘰疬、咽喉口齿、囊痈、下疳、痔疮、便毒、悬痈、臁疮、汤火疮、小儿丹毒诸病的一些外科验方。诸多方剂以病名为纲按照方名、主治、药物、剂量、使用方法进行排列，目的是简便查阅使用。

《外科枢要》

《外科枢要》吴勉学校录刊本

著者：薛己（1487—1559），字新甫，号立斋，江苏吴县（今江苏苏州）人。薛己的父亲薛铠为太医院医官，去世后，薛己袭补为太医院医士，之后历任太医院御医、太医院院判、太医院院使。

成书年代：1529 年。

内容提要：《外科枢要》共四卷。卷一共二十一篇，为疮疡总论，内容包括论疮疡脉法、五善七恶、本末虚实、用药、用针宜禁等。第一篇中的脉法记载了二十六种脉象特征、主病，以及和疮疡病之间的关系，以滑脉为例，"实大相间、流利如珠"是脉象特点，"主病热病、虚病，是阳脉"。多用于描述脓未溃和脓已溃的疮痈不同阶段的病理性质，以及脓未溃宜托、脓已溃宜补的治疗方法。第二篇在论及五善七恶之时，还提出了重视胃气的思想"善者……慎起居，节饮食""恶者……纯补胃气，多有可生"，此外还论述了各个兼证的治法方药。第三篇详述了疮疡产生的机理，"疮疡之作，皆由膏粱厚味，醇酒炙煿"。第四篇详述了用针的禁宜，通过不同方法判断脓所在阶段来描述如何用针更为准确得当，诸如此类。第五篇到第二十一篇论述疮疡病整体常见症状和用药忌宜。卷二到卷三，论疮疡痈瘤诸疾从脑疽到脚发、从肠痈到疣子、从内到外分证论述了常见疮疡病的病因、病机、治疗验案，其中"发痉"还涉及对于精神症状的描述。卷四则是疮疡各证附方。

《外科心法》

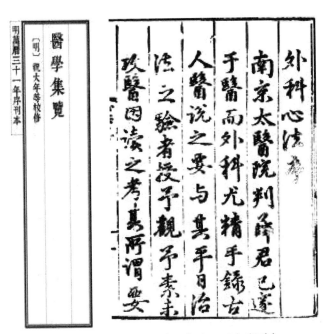

《外科心法》明万历三十一年（1603）序刊本
见《医学集览》）

著者：薛己（1487—1559），字新甫，号立斋，江苏吴县（今江苏苏州）人。薛己的父亲薛铠为太医院医官，去世后，薛己袭补为太医院医士，之后历任太医院御医、太医院院判、太医院院使。

成书年代：1529 年。

内容提要：《外科心法》是以外科医论和医案为主的外科学著作，全书分为七卷。卷一、卷二集录各家外科诊治大法；卷二至卷六多系作者治疗多种外科病证的医案以及针法、灸法；卷七总列以前各卷所用方剂并附经验方。每一类外科疾病的论述之后，均详细记述了作者治疗该病的验案，使全书有论、有方又有临床实践。

《外科心法》充分体现了薛己的学术思想，他重视辨证，并在外科疾病中运用了辨证思维，也非常重视对于外科疾病预后的判断，发展了宋代陈自明在《外科精要》中关于外科疾病五善七恶的思想，提出："五善之中，乍见一二善证，疮可治也。七恶之中，忽见一二恶证，宜深拒之。"此外还比较重视对于针法的运用，用于疮疡脓成之后，切开排脓。书中涉及大量医家言论，达二十七条之多，收录的医家和著作包括齐得之的《外科精义》、刘纯的《医经小学》、罗天益的《卫生宝鉴》、刘纯的《玉机微义》、李杲的《试效方》等。书中载病案百余例，病证六十余种，用方、用药精炼纯熟，体现了薛氏重视补益的学术特点。

眼科

《新锲鳌头复明眼方外科神验全书》

著者：龚廷贤，字子才，号云林，江西金溪县（今江西抚州）人，明嘉靖年间，尚书刘自强将龚廷贤推荐于朝廷，任太医院吏目，万历二十一年（1593）秋天，龚廷贤为鲁王宠妃张氏治疗鼓胀，获"医林状元"匾额。

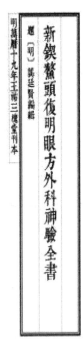
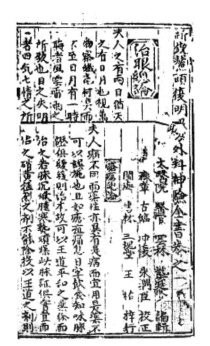

《新锲鳌头复明眼方外科神验全书》明万历十九年（1591）
王祐三槐堂刊本

成书年代： 1591 年。

内容提要：《新锲鳌头复明眼方外科神验全书》是龚廷贤所撰眼科、外科两部方书的合刊本。全书一共分为六卷，卷一开篇为"眼科总论"，简要地写出了眼科生理特性，绘制有五轮八廓图，随后直至卷三，共列举了大约五十种外科痈疡疾患，每种疾病后列有部分治法方药，这三卷病名中，夹杂着许多专科疾病，涉及内科、妇科病，如伤寒、白带、结核等。卷四为各种急救方。卷五为小儿诸病。卷六则为杂类甚至包括兽医、日常衣物保洁及食忌等方面。

后三卷内容与外科无关。

《审视瑶函》

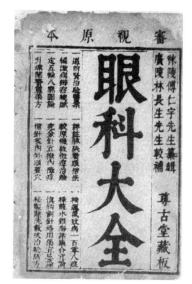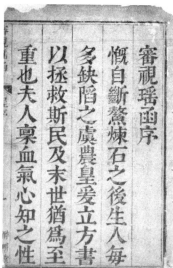

《审视瑶函》清康熙六年（1667）尊古堂藏版

著者：傅仁宇撰，傅国栋编订。傅仁宇，字允科，江苏江宁（今江苏南京）人，以眼科著称。傅国栋，字维藩，号复慧子，江苏江宁（今江苏南京）人，官至南京太医院博士。

成书年代：1642 年。

内容提要：《审视瑶函》又名《眼科大全》，是一部眼科著作，共六卷。卷一描绘具体的眼病相关基础理论、治法用药。卷二描述眼病的相关病因。卷三到卷六描述运气原证，也就是眼科常见疾病的具体理论和治法方药，其中卷四附有小儿眼科相关疾病治疗，卷五则是附有内障歌诀

"针内障眼法歌""针内障后法歌"以及相关治法和医者按以便理解。

《审视瑶函》里面包含着古代眼科手术的方法、如何使用针灸治疗眼病等。此外，附有较多图像。

咽喉口齿

《口齿类要》

著者：薛己（1487—1559），字新甫，号立斋，江苏吴县（今江苏苏州）人。薛己的父亲薛铠为太医院医官，去世后，薛己袭补为太医院医士，之后历任太医院御医、太医院院判、太医院院使。

成书年代：1528 年。

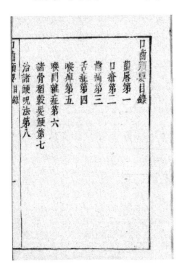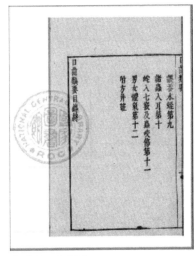

《口齿类要》日本承应三年刊本

内容提要：《口齿类要》是一部主要论述口腔疾病的专著，共一卷。先论口齿、喉舌之证，分为六门，次论骨鲠、诸虫蛇咬伤、男女体气的治法，也分六门，末附方药，体现了薛氏犹擅外科的特点。以开篇茧唇为例，第一部分先说明茧唇的病名缘由"脾气开于口，又云脾之荣在唇……若唇肿起白皮皲裂……名曰茧唇"，及病因病机；第二部分写有数个病案和治疗经验。其后开篇简要论述病因以及各个不同证型的治法，部分章节还引用不同医家的言论对疾病治法进行补充，学术思想受张元素、李杲、钱乙等影响较大。此书篇幅较短，论述内容较少。书籍中的治法用药还体现了薛氏擅长温补的学术特点。

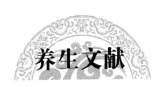

养生文献

明代中医养生学不但在理论上大有建树，而且越来越切合实际，注重实践，中医养生的调养方法呈现出多元化的特点。

《卫生集》

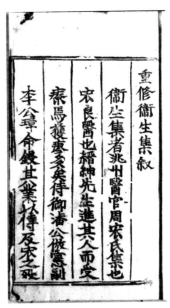

《卫生集》明嘉靖年间刻本

著者：周宏编。

成书年代：1505 年。

内容提要：本书由周氏父子整理编撰而成，主张顺应四时阴阳，调护人身。共四卷，既有关于基础理论、诊断的相关论述，又有关于一些常见疾病如痰饮、咳逆、自汗等的治疗。

《四库全书提要》谓其："前有正德庚辰（1520）宏自序，"疑再版时补入。现仅见卷三，内载痼冷、面鼻、耳发、眼目、咽喉（附失音）、口齿、积聚、黄疸、消渴、肿胀、腰痛（附胁痛）、脚气、痔漏（附脱肛）、疝气（附阴部湿痒）等病证之病因病机、证候、治法、方药，涉及外敷、灸法、导引等法，载方九十余首。

现存明弘治刻本残卷，藏于上海中医药大学图书馆。

附录　明代名医精选

戴思恭

戴思恭（1324—1405），字元礼，号肃斋，浙江诸暨人，师从朱丹溪。洪武年间任御医。著有《秘传证治要诀及类方》《本草摘抄》《类证用药》《推求师意》《订正丹溪先生金匮钩玄》《类证用药》等书。

戴思恭完整地继承了朱丹溪的学术思想，不仅对其学术思想有着深刻地探求，而且善于发挥丹溪的理论。他阐述了丹溪"阳常有余，阴常不足"的学说以及气血痰郁的治疗法则。

具体来讲，戴思恭在丹溪"阳常有余，阴常不足"和"气有余便是火"学说的基础上，深刻阐述气血的生理病理，指出气血失调与某些疾病的关系，并将气血盛衰的病机与阴阳变化统一起来，补充丹溪"阳常有余，阴常不足"的学说，使之更加全面和具体，也为后世气血学说的发展作出了贡献。对痰证的治疗，戴氏认为，"饮凡有六：悬、溢、支、痰、伏、留，痰饮特六饮之一耳。人病此而止曰痰饮者，盖停既久未有不为痰，多因气道闭塞津液不通。

故善治痰者，不治痰而治气，气顺则一身之津液亦随气而顺矣。"该理念为后世所宗。论治郁证，戴元礼指出："郁者，结聚而不得发越也，当升者不升，当降者不降，当变化者不得变化，此为传化失常，六郁之病见矣。"他的观点成为后世治疗郁证所遵循的重要法则。

总之，戴思恭尽得丹溪之学并将其发挥到极致。对于刘完素、张从正、李杲等各家学说，他都深入研究，择其善而从之，没有门户之见。

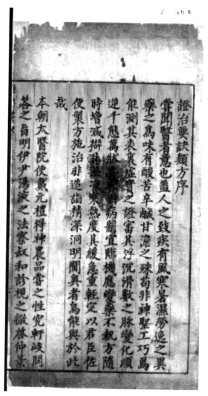

《证治要诀》明万历年间王肯堂重校刻本

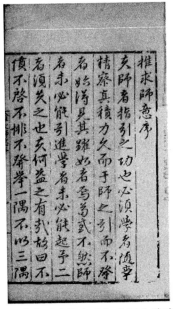

《推求师意》明嘉靖十三年（1534）陈确刻本

葛林

葛林，字益林，浙江钱塘人，生卒年不详。葛氏医术精湛，尤其擅长儿科，官至太医院院判。明成化年间，曾为幼年时期的明武宗治疗疾病，投药一剂而愈。著有《杏坞秘诀》一卷，未见流传。

葛哲

葛哲（1389—1461），字明仲，江苏昆山人。葛氏出身于医学世家，擅长内科及儿科，担任王府医官，曾辑《保婴方论》四卷。

龚廷贤

龚廷贤（1522—1619），一作应贤，字子才，号云林，江西金溪人，出身于医学世家。其父龚信亦精于医术，曾任明太医院医官。

龚廷贤穷极古今医书，自《黄帝内经》以来，莫不穷源究委；又善于总结继承家传诊疗实践经验，无论内科、外科、妇科、儿科，均精通，尤其擅长儿科。

龚廷贤一生著述极丰，先后完成了《济世全书》《云林神彀》《万病回春》《寿世保元》《种杏仙方》《鲁府禁方》《医学入门万病衡要》《小儿推拿秘旨》《眼方外科神验全书》《本草炮制药性赋定衡》等。其中《小儿推拿秘旨》是我国医学史上最早的一部儿科推拿专著。

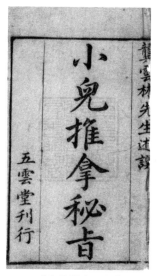
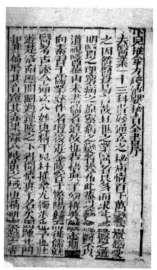

《小儿推拿秘旨》清康熙五十三年（1714）刻本

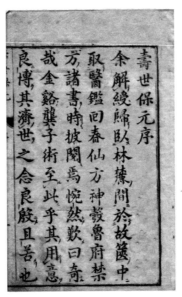

《寿世保元》日本正保二年（1645）风月宗知据周文卿光霁堂本影刻本

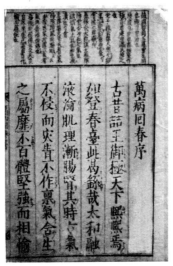

《万病回春》日本万治三年（1660）林传左卫门尉刊

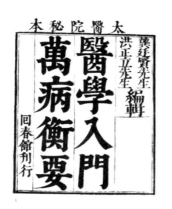

《医学入门万病衡要》1985年据日本延宝5年刻本影印本

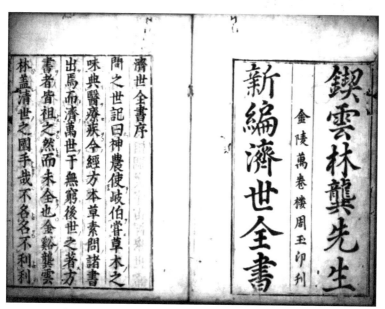

《新刊医林状元济世全书》日本宽永十三年（1636）
村上平乐寺据金陵万卷楼存义堂周氏刻本重刻本

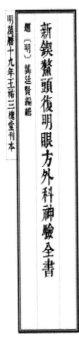
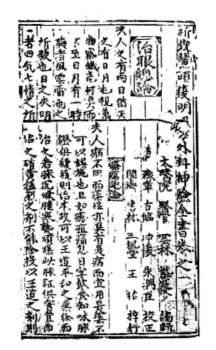

《新锲鳌头复明眼方外科神验全书》明万历十九年（1591）
王祐三槐堂刊行

何其高

何其高，字仁所，上海嘉定人，生卒年不详。任太医院吏目、御医，明万历年间，京城疫病流行，何其高活人无数，著有《素问辨疑》《济世良方》等书，未见流传。

何全

何全（1409—1474），字廷用，号翠谷，上海松江人，任御医，著有《翠谷良方》，未见流传。

华元化

华元化，江苏武进人，生卒年不详，被授以太医院医官，著有《外科宗要》，未见流传。

黄京

黄京，字少溪，生卒年及里籍不详。任王府医官，与其子黄申，辑《中和活旨》六卷，未见流传。

江道源

江道源，字仲长，江西金溪人，生卒年不详。医术精湛，明崇祯年间任王府良医，著有《尊生世业》，盛行一时，未见流传。

江瓘

江瓘（1503—1565），字民莹，安徽黄山人。他感于"博涉知病，多诊识脉"的古训，有志于摘录古今治验医案，分门别类，以"宣明往范，昭示来学"，编成《名医类案》一书，录自汉代至明代各家医案，分二百零五门，包括内、外、妇、儿、五官各科，附以评述，是我国第一部总结历代医案的医学名著。

金孔贤

金孔贤，字希范，浙江义乌人，生卒年不详。钻研古今医书，尤其擅长针灸，著有《丹山心术》《经络发明》，未见流传。

金天巨

金天巨，一作金天衢，号希瀛，浙江桐乡人，生卒年不详。出身于医学世家，被授以太医院院判，著有《医学圣阶》《医辨》《医说》诸书，未见流传。

金有奇

金有奇，字养纯，安徽休宁人，生卒年不详。任太医院吏目，著有《杏春斋诗》，未见流传。

李时珍

李时珍（1518—1593），字东璧，晚年自号濒湖山人，湖北蕲州人，出身于医学世家，曾任职太医院。

李时珍一生著述颇丰，在诊断、方药等多方面均有建树，著有《四诊发明》《奇经八脉考》《蕲艾传》《人参传》《痘疹证治》等。最著名的当属《本草纲目》。

李时珍自明嘉靖四十四年起，先后到武当山、庐山、茅山、牛首山等及湖广、南直隶、河南、北直隶等地收集药物标本和处方，拜访渔人、樵夫、农民、车夫、药工、捕蛇者等，参考历代医药相关书籍九百余种，"考古证今、穷究物理"，三易其稿，于明万历十八年完成巨著《本草纲目》。

　　《本草纲目》打破本草学沿用已久的上、中、下三品分类法，建立了三界十六部分类法，使分类体系更为科学化。

　　李时珍临证推崇张元素，重辨病证，立法严谨，用药得当。治疗时，或化裁古方，或自组新方，或用民间单验方，多有良效。

　　李时珍提出命门在两肾之间，为赵献可所发挥；指出"脑为元神之府"，肯定脑为全身中枢的功能。

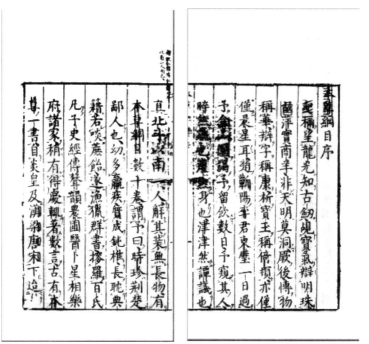

《本草纲目》明万历二十一年金陵胡承龙刻森立之批校本

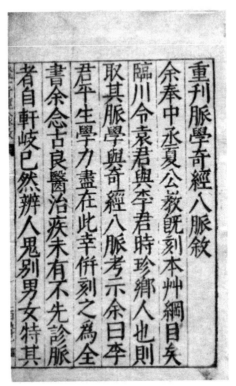

《奇经八脉考》明万历年间张鼎思重刻本

李无垢

李无垢，字元素，浙江钱塘县人，生卒年不详。任南京太医院医士。著有《本草经注》，已佚。

李中梓

李中梓（1588—1655），字士材，号念莪，江苏松江人。他非常重视中医理论的研究和普及，博采众长，他把医学理论进行简单地解释，写的书大多通俗易懂，对中医的普及有很大贡献。著有《内经知要》《医宗必读》《本草通玄》《伤寒括要》《删补颐生微论》《诊家正眼》《病机沙篆》等。

李中梓非常重视脾肾在辨证论治中的作用，他认为，治病求本，即要掌握生命之本。而生命之本，不外乎先天之本与后天之本两个方面。先天之本在肾，肾精充盛，则脏腑之精充足。与此同时，后天脾胃也是十分重要的。他指出："饷道一绝，万众立散。胃气一败，百药难施。一有此身，必资谷气，谷气入胃，洒陈于六腑而气至，和调于五脏而血生，而人资之以为生者也。故曰后天之本在脾。"他的基本思想与李东垣"脾胃为元气之本"的认识相一致。

李中梓重视阴阳水火的相互关系。他认为阴阳水火是万物之本，而于人身之中即是气血。因此，气血阴阳俱虚者，补气、补阳当在其先，提出"气血俱要，而补气在补血之先；阴阳并需，而养阳在滋阴之上"。其治疗内伤杂病，诸如补中益气汤、四君子汤、附子理中汤、六味地黄丸、金匮肾气丸等均为习用之剂。

总之，李中梓的学术思想对后世产生了广泛的影响，他的主张在临床实践中被广泛应用。

刘溥

刘溥，字元博，号草窗，江苏长洲人，生卒年不详。

出身于医学世家，任太医院吏目。撰有《手足经分配四时说》《广嗣全书》，未见流传。

刘浴德

刘浴德，字子新，号肖斋，又号壶隐子，江苏淮阴人，生卒年不详。任太医院太医。著有《增补内经拾遗》，未见流传。

娄子真

娄子真，浙江吴兴人，生卒年不详，明永乐年间任御医。著有《恤幼集》一卷。后刘宇将此书与陈直《寿亲养老书》合刻，易名《安老怀幼书》。

楼英

楼英（1332—1400），字全善，一名公爽，号全斋，明代著名医学家。因治病有神奇效验，民间尊称楼英为"神仙太公"。

楼英在学术上重视阴阳五行学说，确立脏腑辨治纲领。阐发《黄帝内经》之旨，融汇各家之长，集历代名贤之精华，融自己数十年临床经验，汇编而成《医学纲目》。该书创医书类书籍之纲目分类法，为后世医家所借鉴。

君子以肠澼背養閒病不至是抑不審
呼者狗名之弊堂特仕道然我已未歲先
者衆皆廉然從之惟性不暇改其術業
成效舉一二輩曰是出入於公卿之門
都大邑良師萃焉聽讜之暇留心諮訪
癸丑釋褐都下迨丁巳承之此部意通
子凤有志方藥少困舉子業未遑也歲
醫學綱目序

《医学纲目》据明嘉靖四十四年 (1565) 曹灼刻本影印本

卢志

卢志，字宗尹，号丹谷，江苏常熟人，生卒年不详。出身于世医之家，任太医院医官。精通脉诊，明弘治十八年，参与编修《本草品汇精要》，卢志任副总裁。著有《脉家典要》《增订医学纲目》，未见流传。

鲁宗朝

鲁宗朝，浙江衢州人，生卒年不详。出身于世医之家，被授以太医院御医，著有《保婴心法》，未见流传。

陆彦功

陆彦功，安微歙县人，生卒年不详。出身于世医之家，任职太医院。著有《伤寒论类证便览》十二卷，未见流传。

吕夔

吕夔，字大章，号春林，江苏江阴人，生卒年不详。出身于医学世家。明嘉靖年间任职太医院。著有《运气发挥》《经络详据》《脉理明辨》《治法捷要》，未见流传。

吕应钟

吕应钟，字元声，江苏江阴人，生卒年不详。继承家学，精于望诊，任太医院吏目。著有《葆元行览》《世效单方》，未见流传。

缪希雍

缪希雍（1546—1627），字仲淳，号慕台，江苏常熟人。著有《神农本草经疏》《先醒斋医学广笔记》《续神农本草经疏》《方药宜忌考》《仲淳医案》《本草单方》等。

缪希雍精于内、外、妇、儿各科，对伤寒病、脾胃病、吐血的治疗，多有独到见解。对于伤寒六经辨治，他提出"伤寒时地议"，认为："伤寒者，大病也。时者，圣人所不能违者也。以关乎死生之大病，而药不从时，顾不殆哉。"

他重视固护脾胃，尤其是胃气，认为，"胃气者，即后天元气也。以谷气为本，是故经曰：脉有胃气曰生，无胃气曰死。又曰：安谷则昌，绝谷则亡。可见先天之气，纵犹未尽，而他脏亦不至速伤，独胃气偶有伤败，以至于绝，则速死矣"。

他提出治疗吐血三要法，成为后世治疗吐血的准则。此外，缪希雍对本草学的发展作出了突出贡献，历时三十余载，著成《本草经疏》。

总体上，缪希雍的治疗风格属寒凉一派，在温补之风大行的背景下，他独树一帜，提出了许多新的见解。

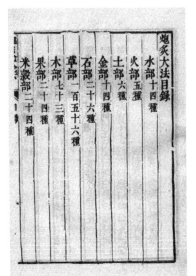
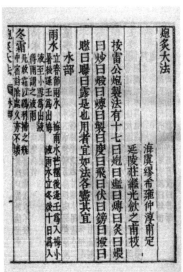

《炮炙大法》1985 年北京中国书店据明庄继光刻本影印本

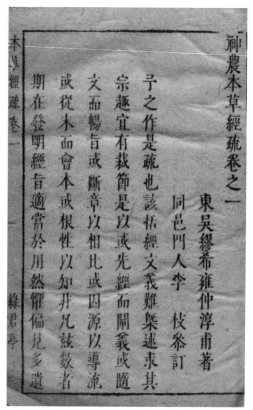

《本草经疏》明天启五年 (1625) 海虞毛氏绿君亭刊本

濮镛

濮镛，字景鸿，安徽当涂人，生卒年不详。为王府医官，擅长眼科。著有《杏庄集》，未见流传。

钱宏

钱宏，字江楼，浙江杭州人，生卒年不详。世代从医，擅长儿科，曾重刊家传徐用宣刻本《袖珍小儿方论》十卷，以应儿科临床之需。

沈绎

沈绎，字成章，又字诚庄，江苏苏州人，生卒年不详。生于医学世家，任王府良医、太医院院使。著有《医方集要》《平治活法》，未见流传。

万全

万全（1495—1580），又名全仁，字事，号密斋。湖北罗田人。出身于医学世家，以幼科闻名。

万氏广泛汲取前人经验，继承家学，著书立说，撰有《保命歌括》《养生四要》《内科要决》《幼科发挥》《育婴秘诀》《痘疹心法》《片玉新书》《片玉疽疹》《广嗣纪要》等。计七十余万字。

万氏儿科宗钱乙，重小儿护养和疾病预防，辨证强调四诊兼顾，其中"肝常有余，脾常不足""心常有余、肺常不足"等观点，至今仍是中医儿科临床研究小儿生理病理特点的重要依据。

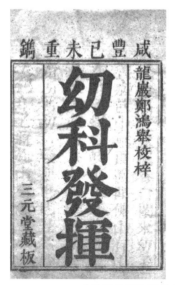

余分符三水攜眷自閩來幼子
善病邑中無良醫聞佛山有山
左襲天錫精岐黃亟延至署服
其藥而愈詢其方則羅田萬密
齋所著幼科發揮也巳丑冬抄
天錫年老將旋山左念三水無

咸豐己未重鐫
龍巖鄭鴻舉校梓
幼科發揮
三元堂藏板

《幼科发挥》清咸丰九年 (1859) 刻本

萬密齋著
第一類書
養生四要
視履堂校梓

萬氏養生四要序
書之義屏嘗好逾寒暄頗翁張
要者昌反之斜也予以爲少年丈夫子宜置一通心座
隅夫識者情之導盛者欲之演識不不確則逸同一座
韓殉殞膛卻顧者却步考終启漏而補鮮不不
決哭始予總角業曾見大父大母儿杖
弗戒星兗盧迫孝廉時王父鶴髮光大人承萊繇不
化日融融春澳澳何其怡聊則宣葆真孕素不
鏊之搖之所召乎居有間再從阿稱爲元朗者一
大兒穿貫經墳初試即馳譽國中再試食會饌三試

《养生四要》清康熙五十一年 (1712) 视履堂刻本

汪机

汪机（1463—1539），字省之，号石山居士。安徽祁门人。出身于医学世家。著有《医学原理》《读素问钞》《运气易览》《伤寒选录》《补订脉诀刊误》《外科理例》《痘疹理辨》《针灸问对》等。

汪机治疗疾病，宗《黄帝内经》《难经》，强调调补气血为主，重视理气。在外科治疗中，强调"外科必本于内，知乎内以求乎外"，应以补元气为主，以消为贵，以托为畏，对外科发展有较大影响。针灸上本《素问》《难经》，认为针能治有余之病，不能治不足之病；灸有补无泻，针有泻无补。

汪机在针灸、外科方面的卓越成就，极大推动了中医学术的繁荣与发展。

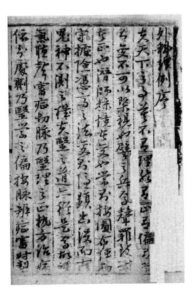

《外科理例》明嘉靖年间祁门朴墅汪氏刻本

嘉靖壬辰年菊月南灅程鍇子儀署

針灸問對序

客有過余者坐間語及針灸盧稱稱姑蘇之溲漢章六合之李千戶者皆能馳名南京延譽數郡合此他無聞焉余曰休歟有商于彼者亦嘗從之遊而授其業矣因得聞其詳焉語凌則曰熟于穴法凡所點穴不必揣按雖隔衣針亦每中其穴也語李則曰用意精專凡所用穴必須折量以墨點記方敢始下針也余嘗謂之凌則尚乎簡略李則尚乎謹密取穴之法簡略者終不及謹密者之的確也但素難所論針灸必須察脉以審其病之在經在絡又須候氣以察其邪之已至未來不知二家之術亦嘗本于素難否乎客曰貴非吾之所知也余因有感乃取靈樞素難及諸家針灸之書窮搜博覽遇有論及針灸者曰逐筆錄積之盈篋不忍廢焉因復序次其說散爲問難以著明之遂用裝潢成帖名曰針灸問對以便老景之檢閱焉燕或亦有補于針灸之萬一也後之精于此者尚惟改而正之幸甚

嘉靖庚寅冬至日祁門朴墅汪機省之序

《针灸问对》明嘉靖十一年(1532)新安汪氏原刊本

沈自明

沈自明，江苏吴江人，生卒年不详。为太医院御医，著有《伤寒（注）》，未见流传。

王国光

王国光，字翼明，浙江石门人，生卒年不详。任太医院医官。著有《葆光集》，未见流传。

王肯堂

王肯堂（1552—1638），字宇泰，一字损仲，号损庵，自号念西居士，江苏金坛人。

王肯堂最突出的成就即广泛收集历代医药文献，结合临床经验以十数年时间编著成《六科证治准绳》。这是一部集明代以前医学之大成的名著，书中对各种疾病的证候和治法叙述"博而不杂，详而又要"，为历代医家推崇。

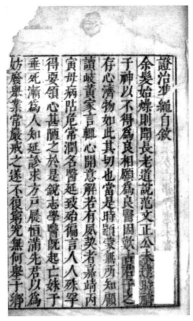

《证治准绳》明万历三十年(1602)刻本

王良明

王良明，字公辅，号恒田，浙江台州人，生卒年不详。

任御医。著有《方脉指要》《太素脉按》，未见流传。

王琠

王琠，安徽祁门人，生卒年不详。任太医院医官，校正医书《怪症奇方》。

王休

王休，一作王沐，字世沾，号春泉，江苏常熟人，生卒年不详。任太医院吏目。著有《诸方便览》《脉经解疑》《用药要诀》，未见刊行。

王玉

王玉，字汝瑛，号璞庵，江苏宜兴人，生卒年不详。明成化年间任职太医院。著有《璞庵医案》若干卷，未见流传。

王章祖

王章祖，字叔贞，浙江兰溪人，生卒年不详，考授太医院医官。著有《橘井元珠》若干卷，未见流传。

翁晋

翁晋，字自昭，上海嘉定人，生卒年不详。明崇祯年间任太医院院判。著有《医宗摘要》一书，未见流传。

吴讷

吴讷（1372—1457），字敏德，号思庵，江苏常熟人。明永乐年间任太医院医士，曾撰法医专书《棠阴比事补编》一卷，未见流传。

徐枢

徐枢（1347—1433），字叔琪，号足庵，浙江海盐人，历任王府医官、太医院使。著有《脉诀辨明》一卷，《订正王叔和脉诀》一卷，未见流传。

许敬

许敬，字孟寅，浙江嘉兴人，生卒年不详。出身于医学世家，任太医院御医。著有《经验方》三卷，未见流传。

许绅

许绅（1478—1543），字大章，别号警庵，江苏南京人。历任太医院医士、御医。辑录《经验方》一部，未见流传。

严元

严元，字宗仁，浙江余杭人，生卒年不详。任太医院吏目。明嘉靖年间编修《袖珍方》一书，未见流传。

严治朝

严治朝，字重甫，浙江山阴人，生卒年不详。任太医院医官。撰有《医家二要》三卷，未见流传。

杨文德

杨文德，江西乐平人，生卒年不详。精通太素脉法，曾被征至太医院，著有《太素脉诀》一卷，未见流传。

姚默

姚默，字缄堂，山东巨野人，生卒年不详。擅长外科，任太医院院判。著《家藏外科》，未见流传。

尤仲仁

尤仲仁，字依之，江苏无锡人，生卒年不详。曾任太医院史目，医术精湛，尤其擅长喉科。祖传《尤氏喉科秘传》，由其裔孙尤存隐编订。

张景岳

张景岳（1563—1640），本名介宾，字会卿，号景岳，别号通一子，因善用熟地黄，人称"张熟地"，浙江绍兴人。是温补学派的实际创始者和代表人物。

张景岳积三十年辛劳研究《素问》《灵枢》，终于撰成《类经》《类经图翼》《类经附翼》《景岳全书》（含《新方八阵》)《质疑录》等中医学经典著作，其学术思想对后世影响很大。

张景岳善辨虚寒，擅用温补，并反对以苦寒为滋阴，对于纠正寒凉时弊起了很大作用。张氏对中医学的重要贡献在于使阴阳、命门理论有了很大提高和发展。他重视阴阳互根、强调命门水火，而且能认识到真阴为生命的物质基础，显然与单纯的命门相火论者和命门元气论者不能等量齐观。其调治阴阳偏衰、偏胜之法也更较前人完善。从而对丰富和完整中医学的基础理论起有积极的作用和影响。此外，在辨证体系和杂病证治方面也有颇多发展。

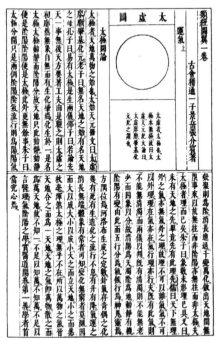

《类经图翼》1957年人民卫生出版社据明代金闾童涌泉刻本影印本

张世华

张世华（1468—1550），字君美，别号思惠。江苏苏州人。世代从医，曾以名医之名被征入太医院，家藏《医家名言》若干卷。

张文远

张文远，字振凡，江苏常州人，生卒年不详。精通妇、儿科。任职太医院，著《保生集要》一卷，未见流传。

赵铨

赵铨，字仲衡，号石亭子。江西庐陵人，生卒年不详。任太医令，擅长太素脉法，著有《春风堂集》《石亭医案》《岐黄奥旨》《太素脉诀》等，均未见流传。其《太素脉诀》部分内容为彭用光辑入《体仁汇编》。

赵献可

赵献可，字养葵，浙江鄞县人，生卒年不详，著有《医贯》一书，充分反映其学术思想。有《医贯》六卷及《邯郸遗稿》等著作行世。

赵献可治学推崇薛已，于"命门"说颇有发挥。谓人身之主非心而为命门。命门在两肾各一寸五分之间，当一身之中，由是引起后世关于命门部位之争鸣与研究。赵氏以命门之火为性命之本，火强则生机由之而壮，火衰则生机由之而弱。而火之有余，乃真水不足。火之不足，为水之有余。故其治尤重推求水火阴阳二气之盛衰，于古方六味丸、八味丸运用颇有心得。

郑仁爱

郑仁爱，字真卿，号景泉。浙江常山人，生卒年不详，任太医院吏目。著有《秘诀方书》，惜未付梓。

郑汝炜

郑汝炜，字明甫，安徽宣城人，擅长外科，生卒年不详，曾被授以太医院医官。著有《外科宗要》二卷，未见流传。

郑之郊

郑之郊，字宗孟，号心茉。江苏昆山人，生卒年不详。精于妇科，明天启年间被征授太医院吏目。著有《医学发明》十卷，《本草辨疑》十二卷，皆未见流传。

周簏

周簏，北京人，任太医院御医。著有《素问注》等书，未见流传。

朱自华

朱自华，字东明，安徽萧县人，生卒年不详。任太医院院判，著有《医书简要》四卷，未见流传。